古法助眠
安睡有方

刘乃刚 / 主编

U0333955

江苏凤凰科学技术出版社 · 南京

图书在版编目（CIP）数据

古法助眠　安睡有方 / 刘乃刚主编 . — 南京 : 江苏凤凰科学技术
出版社 , 2024.8
　　ISBN 978-7-5713-4366-8

　　Ⅰ . ①古… Ⅱ . ①刘… Ⅲ . ①失眠－防治 Ⅳ . ① R749.7

中国国家版本馆 CIP 数据核字 (2024) 第 089340 号

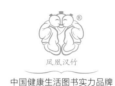

中国健康生活图书实力品牌

古法助眠　安睡有方

主　　　　编	刘乃刚
全 书 设 计	汉　竹
责 任 编 辑	刘玉锋　赵　呈
特 邀 编 辑	张　瑜　郭　搏　杨　梦
责 任 设 计	蒋佳佳
责 任 校 对	仲　敏
责 任 监 制	刘文洋

出 版 发 行	江苏凤凰科学技术出版社
出版社地址	南京市湖南路 1 号 A 楼，邮编：210009
出版社网址	http://www.pspress.cn
印　　　　刷	合肥精艺印刷有限公司

开　　　　本	720 mm × 1 000 mm　1/16
印　　　　张	10
字　　　　数	200 000
版　　　　次	2024 年 8 月第 1 版
印　　　　次	2024 年 8 月第 1 次印刷

标 准 书 号	ISBN 978-7-5713-4366-8
定　　　　价	35.00 元

图书如有印装质量问题，可向我社印务部调换。

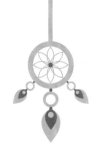

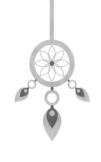

导读

　　在床上翻来覆去睡不着觉的时候，你会想起晚上的那杯咖啡还是睡前那场激动人心的球赛？

　　睡到一半醒过来，无法再次入睡的时候，你有没有想过身体出了什么问题？

　　第二天瞌睡不断、提不起精神的时候，你会不会因为夜晚多梦而感到无助？

　　……

　　这些关于睡眠的问题，对于很多有睡眠障碍、经常失眠的人来说，都是不便为外人道的"矫情"事，即使说了，也很难从周围人那里得到帮助，希望本书可以给你提供一些指导和帮助。

　　本书从中医角度介绍了影响睡眠的诸多原因，并从饮食调养、穴位按摩、经络疏通以及对不良习惯的纠正等方面进行睡眠指导。多种原因导致的睡眠障碍，在本书中都可以找到相应的调理方案。

　　本书内容翔实，深入浅出，实用性较强；饮食调理篇步骤详细，穴位按摩篇图文结合，可以帮助大家轻松上手……是一本老少皆宜、全家受益的睡眠指导书。

副主编　饶　飞　游安江　张思德

编　委　陈　剑　程维芬　高贝贝　马海舰　聂红涛　苏美意
　　　　　田　圆　王世乾　魏建梅　晏　飞　杨国超　赵紫璇

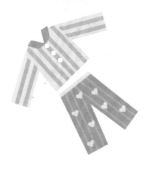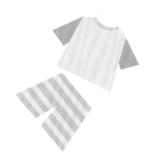

第一章 睡眠学问知多少

第二章 常见的睡眠问题与调养方法

第三章 中医安神助眠方，一夜好眠到天亮

第四章 中医助眠有方，远离失眠困扰

第五章 掌握睡前仪式，提高睡眠质量

第六章 不同人群，睡眠有道

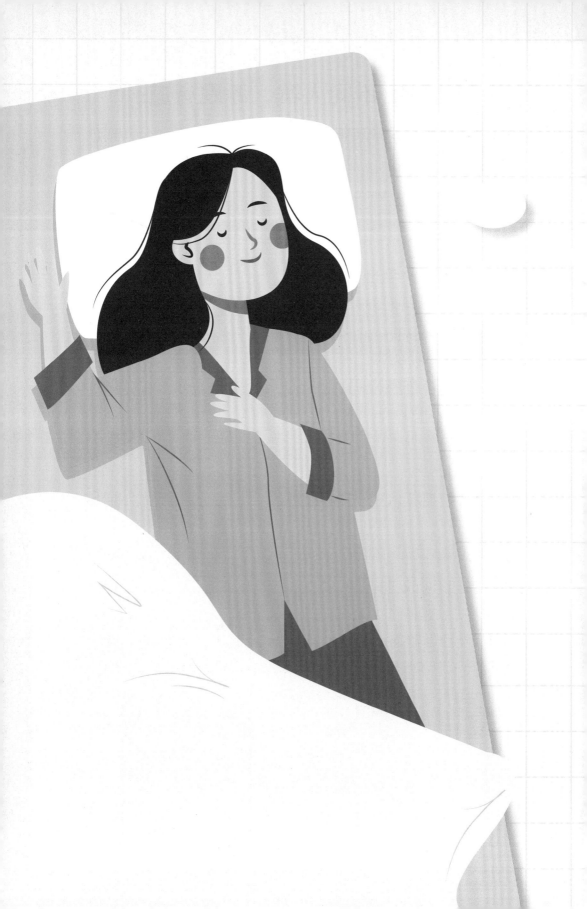

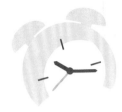

第一章
睡眠学问知多少

睡眠是人体基本的生理需求之一，能够恢复体力、保持机体的免疫平衡以及维持大脑高效运转，从而让我们以饱满的精神去面对第二天的生活和工作。从这个角度而言，良好的睡眠不仅有利于我们的身体健康，还可以提升我们的生活质量。

中医对睡眠的认识

中医是我国传统文化的重要组成部分，中医对于睡眠的认识，在一定程度上体现了"天人合一"的哲学思想。

我国古代医学典籍《黄帝内经》认为，睡眠与人体"阴阳"二气的状态有着十分密切的联系。《黄帝内经》中有言："阴跷阳跷，阴阳相交，阳入阴，阴出阳，交于目锐眦。阳气盛则瞋目，阴气盛则瞑目。"意思是，人体阳气旺盛时人会处于清醒状态，而阴气旺盛时人则会处于睡眠状态。古人认为，白天为阳，夜间为阴。我们民间也有俗语："天睡我睡，天醒我醒。"从这个角度而言，"日出而作，日入而息"不仅是劳动人民顺应自然的生活方式的体现，也是人与自然"阴阳"和谐统一的体现。

可以说，中医对于睡眠的认识，在一定程度上体现了我国古代朴素的唯物主义思想和生态伦理观。

昼夜阴阳消长决定人体寤寐

"寤"即清醒，"寐"即睡眠。

昼夜交替使得自然处于阴阳消长的动态平衡之中，人体为了适应自然，也就形成了"昼寤夜寐"的模式。

虽然白昼属阳，但传统中医认为每天午时（11:00~13:00），人体正处于阳气"盛极而衰"的阶段，此时人反而会处于一种昏昏欲睡的状态，加之经过了一整个上午的辛苦工作，人的大脑和身体已经十分疲惫。此时如果能小憩一下，十分有利于体力的恢复。现代医学研究结果也显示，短时间的午睡不仅能够让人在下午精神饱满，提升学习和工作的效率，还可以让人情绪更加稳定，在一定程度上降低心脑血管疾病的发病率。

营卫运行是睡眠的生理基础

中医认为，人体内营卫二气的有序循行是维持人体健康的基本保证之一，营卫运行是睡眠的机枢所在，也是睡眠的生理基础。

《黄帝内经》中说："人受气于谷。谷入于胃，以传于肺，五脏六腑，皆以受气。其清者为营，浊者为卫。营在脉中，卫在脉外。"由此不难看出，人体的营卫二气是由饮食中的营养转化而来。人体摄入"水谷"（即饮食）后，经过消化系统的处理，其中的"水谷精微"（即营养成分）转化为人体的津液和营卫二气。津液可以濡养人体脏腑，营卫二气在循行过程中，可以将营养物质输送到身体的各个部位。

在循行过程中，营卫二气各自有不同的"任务"。顾名思义，卫气主要负责抵抗入侵身体的外邪；营气驻扎体内，负责滋养身体。其中，卫气的循行十分有规律，正如《黄帝内经》中所说，"阳主昼，阴主夜，故卫气之行，一日一夜五十周于身，昼日行于阳二十五周，夜行于阴二十五周，周于五脏"。营卫二气的运行和滋养，为人体"昼出夜寝"的生活习惯提供了物质保障。

心神是睡眠与清醒的主宰

睡眠与清醒之间显而易见的区别是形体的动静。

形体的动静主要由心神主导。明代医学家张景岳在其所著的《景岳全书》中说："寐本乎阴，神其主也。神安则寐，神不安则不寐。"一般而言，心神安定时，人就会有良好的睡眠状态，心神不定时，人则会出现失眠等病症。

日常生活中，我们经常有这样的体验：心情舒畅时，夜晚躺在床上很快就能入睡；心情不好时，则会辗转反侧，难以入睡。这是因为人在心情舒畅时，心神能够快速进入宁静的状态，自然就容易入睡；但是如果人的心情不够舒畅，处于愤怒或者悲伤的状态时，心神难以进入宁静的状态，自然无法顺利入睡。

失眠的原因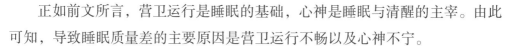

正如前文所言，营卫运行是睡眠的基础，心神是睡眠与清醒的主宰。由此可知，导致睡眠质量差的主要原因是营卫运行不畅以及心神不宁。

在现实生活中，环境因素、生活习惯因素、精神和心理因素以及其他因素都会导致营卫运行不畅以及心神不宁。

环境因素

安静、舒适的环境是保证睡眠质量的外部条件之一。如果卧室内过于寒冷或闷热、过于潮湿或干燥、光线过于明亮、室内有浓郁的气味、室外有巨大噪声等，很可能会导致心神不宁，进而影响睡眠质量。

生活习惯因素

有些朋友因为工作原因，经常要加班至深夜，或者经常需要值夜班；还有些朋友因为工作强度大，为了保持清醒的头脑和良好的体力，过多饮用浓茶、咖啡、功能饮料等让大脑兴奋的饮品，导致入睡困难；还有些朋友生活习惯不好，有吸烟和酗酒的陋习，在夜间吸烟、饮酒，会严重影响睡眠；还有些朋友社交活动很多，经常参加应酬活动，直到深夜才回家休息……上述情况都容易扰乱人体正常的生物钟，使营卫运行不畅、心神难安，从而导致失眠。

精神和心理因素

　　有些朋友容易精神紧张，或者心思过于细腻，遇到事情无法释怀，继而导致心神不安，影响睡眠质量。

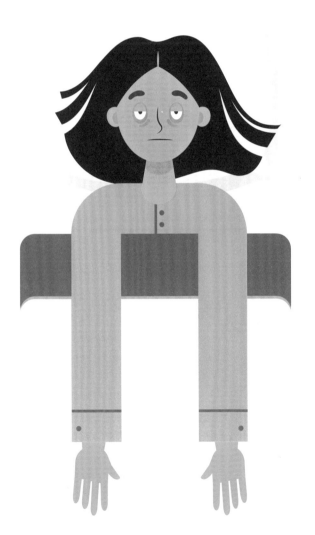

其他因素

　　除上述因素外，宿疾发作、夜间长时间的娱乐活动、睡前剧烈运动、熬夜看电视等也会导致失眠。

　　值得注意的是，偶尔一次睡眠质量差，属于正常现象，但如果长期失眠，对日常生活造成困扰，甚至对精神状态都产生了负面影响，此时，就必须加以重视了。

睡眠的功能

睡眠是我国古代养生理念的重要组成部分，我国古代有"不觅仙方觅睡方"的说法，足以见得古人对睡眠的重视程度。

从现代科学角度而言，睡眠不仅是人体正常的生理需求，更是人体重要的保护机制之一。对于人体而言，睡眠主要有以下功能：修复机体，增强认知、巩固记忆，增强机体免疫力，促进机体生长发育，调节人体情绪等。

睡眠能修复机体

睡眠是人体重要的修复机制之一。睡眠期间，人体的活动减少了很多，血液流速、体温、心率以及身体的代谢速度都要较清醒时低一点，身体消耗的能量自然也会比清醒的时候少，血压也会更平稳。因此，睡眠时人体处于放松和修复的状态。

动物实验研究成果显示：良好的睡眠对脱氧核糖核酸（DNA）的修复具有一定的促进作用。当然，对于核辐射等外界原因导致的大量的、严重的脱氧核糖核酸断裂，睡眠也是"束手无策"的。

睡眠能增强认知、巩固记忆

生活中，我们经常会注意到这样一种现象，有些朋友在连续几天的熬夜学习或者工作之后，不仅会精神萎靡，同时他们的思维能力和记忆力也会有所下降，个别人甚至还会出现视力模糊，甚至幻听、幻视等现象。但是这些人在获得良好的睡眠之后，思维能力和记忆力会得以恢复，幻听、幻视等现象也会逐步消失。从中医角度而言，充足的睡眠能够让血归藏于肝，进而让人神清气爽、头脑清明。可见，良好的睡眠不仅能够让我们恢复体力，而且还能够让我们恢复脑力。

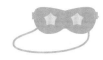

睡眠能增强机体免疫力

在现实生活中，我们会发现，长期睡眠紊乱或者缺乏睡眠的人，例如"三班倒"的产业工人、医护工作者、经常熬夜学习的学生或者经常应酬到深夜的人，不仅精神不够饱满，而且比作息规律、睡眠质量高的人更容易患病，在生病后，也不易痊愈。之所以会出现这样的情况，是因为缺乏睡眠会让人体过度耗伤气血。人体过度耗伤气血会导致正气虚弱，自然也就无法具备强大的免疫力。

由此不难看出，睡眠质量高可以有效增强机体的免疫力。

睡眠能促进机体生长发育

在睡眠时，人体会分泌生长激素。因此，睡眠对孩子的生长发育十分重要。同时，睡眠质量和眼部的健康情况有着十分紧密的关系。如果长时间睡眠不足，视觉功能容易出现紊乱或减退，甚至有可能出现角膜充血、视物模糊、视疲劳等异常情况。充足、优质的睡眠是孩子拥有好身体的基础，孩子在年龄小、课业不繁重的时候应养成早睡早起的好习惯。

睡眠能帮助调节人体情绪

在日常生活中，我们会发现很多睡眠质量差、生活不规律的人不仅精神状态差，而且脾气也很差。之所以会出现这种现象，是因为睡眠不足会让人心神不安，情绪自然也就不能稳定下来。另外，睡眠不足会导致气血不足，继而可能会引发肝火过旺的情况，肝火过旺也会使人易烦易怒。因此，从这个角度而言，睡眠对于调节人体的情绪十分重要。

现代人对睡眠的误区

清代养生家李渔曰："养生之诀，当以睡眠居先。睡能还精，睡能养气，睡能健脾益胃，睡能坚骨强筋。"由此可见，睡眠对人体养生保健的意义十分重大。但是，在现实生活中，很多人对睡眠的认识存在以下误区。

老年人睡眠质量差是正常的

在很多人的认知中，老年人的身体机能逐年下降，睡眠质量变差也符合常理，但其实这是一个非常普遍的认知误区。老年人随着年龄的增长，神经系统调节睡眠的功能会下降，褪黑素分泌也会减少，这是导致睡眠问题的生理性因素，不是我们可以人为干预的。

但是，除了生理性因素，很多疾病也会导致睡眠质量差，例如动脉硬化、高血压、颈椎病等，此即病理性因素。另外，心理因素和精神因素也会导致睡眠质量差。碰到上述情况，应该及时前往医院进行治疗或进行自我干预，以便改善睡眠质量。

打鼾就是睡得香

打鼾，俗称"打呼噜"。很多人认为打鼾意味着睡得香，其实不然。打鼾主要是睡眠过程中呼吸道狭窄或者阻塞导致的，饮酒、吸烟或者服用某些药物也会导致打鼾。长期打鼾不仅会影响自身的睡眠质量，还会影响家人的睡眠，甚至引发矛盾。更严重的是，打鼾还会导致身体无法获取足够的氧气，可能诱发一系列的心脑血管疾病。因此，长期打鼾的人应该尽早前往医院查明原因，加以干预。

睡得时间长就是睡得好

睡得时间长，就说明睡得好吗？答案当然是否定的。每个人的具体情况不一样，睡眠时间自然因人而异。一般而言，成年人需要6~8个小时的睡眠时间，儿童稍多一些，老年人略少一些，其中又因个体差异而存在一些差别。总的来说，睡够了就可以，睡眠时间过长，超过了自身所需时间，反而会给身体带来一些负面影响。

如果因为连续几天高强度的学习和工作而需要在短期内延长睡眠时间，一般不会对身体造成危害，但是如果经常性地睡眠时间过长，或者频繁睡"回笼觉"，则会出现越睡越累的现象。长此以往，不仅影响日常生活，还会对身体产生不利的影响。

腰不好要多睡硬床

我国民间有"腰不好要多睡硬床"的说法，但实际上床不是越硬越好。床铺过硬，不仅不能缓解腰部不适，还会影响睡眠质量，导致睡醒后出现腰酸背痛的现象。尤其是有骨骼、关节问题的人，更不适合睡硬床；体型偏瘦的人也不适合睡硬床；长期卧床静养的人也尽量不要睡硬床，以免导致皮肤破损。

与硬床一样，软床也不适合所有人，我们应选择软硬适中，适合自己体质、身体状况的床，不可一味追求某种绝对化的说法。

睡眠可以"储存"和"预支"

有些朋友以为睡眠可以像骆驼储存脂肪一样储存起来，总会在工作日通宵熬夜，"预支"睡眠，然后趁周末休息进行"储备式睡眠"。实际上，睡眠并不可以"储存"或者"预支"，千万不要抱有侥幸心理，平日睡眠不足，放假后补觉也难以使身体因为缺觉而造成的损伤得到修复。

多设几个闹钟反复叫早

很多朋友在设置闹钟时，因为怕自己起不来，于是连续设置几个闹钟"叫早"。殊不知，这样的方法有害无益。

大家都有这样的感受，在第一个闹钟响了之后，即便没有起床，也基本脱离了深度睡眠状态。这之后即使继续"赖床"，也无法获得高质量的睡眠。更为重要的是，在惊醒时心跳会瞬间加快、血压会瞬间升高，过多的闹钟意味着在短时间内要经历多次惊醒，不利于身体健康。

只要睡够 8 小时，就不会扰乱生物钟

很多人认为，只要每天睡足 8 小时，就能保证生物钟不紊乱，这种想法是错误的。生物钟紊乱简单来说就是扰乱了正常的睡眠秩序，也就是原本稳定的睡眠习惯被打破，这一习惯中的睡眠时间可能是 6 个小时，可能是 9 个小时，只要稳定、有规律就可以，否则即使睡够了 8 个小时，如果没有在平常固定的时间点睡觉，也会对生物钟造成影响。

午睡时间越长越精神

很多人认为午睡时间越久，下午的精力越充沛，这种想法是错误的。午睡时间过长，反而会让整个人昏昏沉沉，尤其对于趴着睡觉的人来说，午睡时间过长，还会导致腰酸背痛。

一般而言，中午睡 20~30 分钟就足够了，而且尽量不要趴着睡，以免对眼睛和脊椎造成伤害。

睡不着也要躺着

很多人在入睡困难时，会选择在床上躺着，努力让自己进入睡眠状态，但如果一直在床上躺着，不仅不能帮助我们快速入睡，反而会让我们产生焦虑、担忧等一系列负面情绪，加剧失眠的程度。

我们需要知道自己为什么睡不着，再做出相应调整。如果是因为心情起伏大或者单纯没有睡意，可以调暗室内光源、听听音乐、转移注意力。找到失眠的原因，主动解决问题，才能让我们睡得更快。

枕头高点比较好

如果长期枕着过高的枕头睡觉，不仅会导致肩颈不适，严重时还会损伤脊椎。应选择符合颈部自然曲度的枕头，以提供足够的支撑，让颈部得到充分休息。

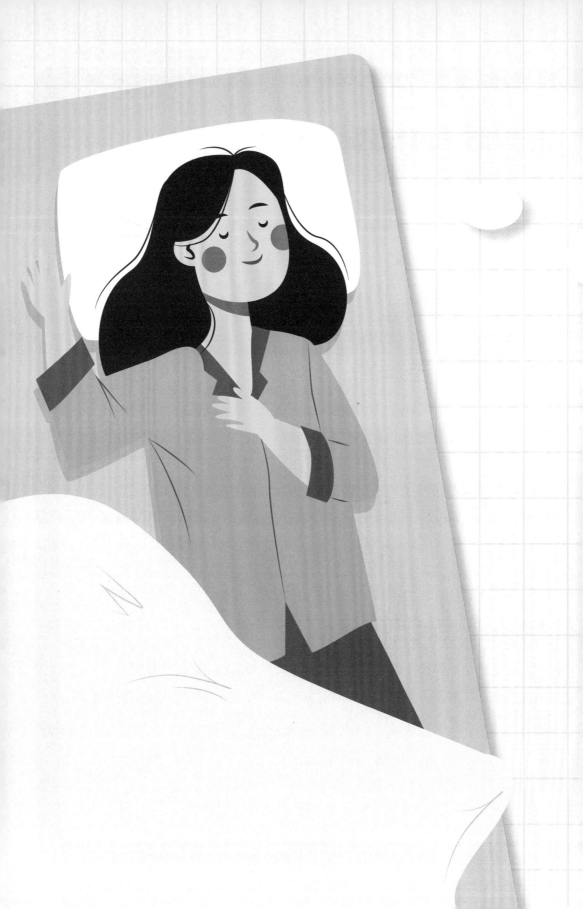

第二章
常见的睡眠问题与调养方法

良好的睡眠不仅能让人身体健康，而且能让人精神稳定、心情愉悦。但是在实际生活中，很多人因为种种原因而存在睡眠质量不佳的问题。

中医认为失眠与心、肝、脾、肾、肺皆有一定关系，提倡"五脏皆有不寐"的整体观。从中医的角度上来说，阴阳之气的运行依赖于五脏六腑的功能正常和协调，五脏功能失常会影响睡眠，所以治疗失眠应从调养五脏入手。

入睡难——养肝

翻来覆去睡不着要养肝

所谓入睡难，即很早就上床准备睡觉，但是却翻来覆去，
折腾到很晚才能入睡。

肝藏血，具有贮藏血液、调节血量的作用。肝主疏泄，可使气血调畅、经脉通利。养肝，主要在于疏肝气，养肝血。

中医表示"肝脏，罢极之本，魂之居者也"，肝脏功能正常时，能起到宁心定神的作用。肝的生理功能失调，会影响气血的正常运行，必然会导致失眠。

肝火旺盛，会耗伤阴血，导致气机不通畅，从而影响肝脏的疏泄功能，不利于机体的血液运行，让人的精神状态变差，变得易怒和焦躁，不利于夜间入睡，即使睡着了，睡眠质量也不会很好，容易做梦。

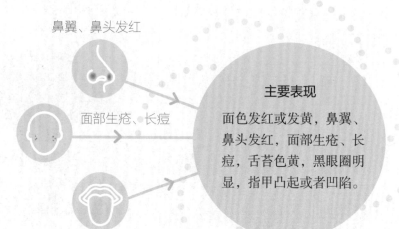

鼻翼、鼻头发红

面部生疮、长痘

舌苔色黄

主要表现

面色发红或发黄，鼻翼、鼻头发红，面部生疮、长痘，舌苔色黄，黑眼圈明显，指甲凸起或者凹陷。

情志受损、过度劳累等均会导致肝血不足，出现不容易入睡的情况。只有肝血充足了，各个脏腑器官的血流量及功能才能得到充分的调节，身体机能才可以保持在一定水平上，从而保障睡眠质量。

日常精神压力过大、饮食失调会导致肝火过旺，引起心神不宁、难以入睡的情况。这类人群需要顺肝气，平时也要注意自我调节，多吃一些解毒降火的食物，如绿豆汤、百合莲子汤等，也可以用针灸或者服中药等方式来调整身体状态。

生活中如何养肝

肝属木，主青色。青色食物入肝经，经常食用一些青色食物能疏通肝气。

酸味入肝。适当吃一些酸食，有辅助增强肝脏功能的作用。

肝主情志，怒伤肝。平时尽量保持平和的心态，避免经常发怒。

口苦、口臭

眼睛干涩、发痒

恶心呕吐

主要表现
口苦、口臭，不思饮食，失眠多梦，眼睛干涩、发痒，恶心呕吐。

这些穴位助你快速入眠

《黄帝内经》中说："肝者，罢极之本，魂之居也。"这句话的意思是说，肝是人体耐受疲劳、抵抗困乏的脏器，人的精、气、神，是通过肝脏的疏泄才得以体现的。肝经具有疏通血液、促进脾胃运化和调畅情志等作用。如果肝经堵塞不通，肝气上逆，上冲脑窍，就会导致失眠、健忘等情况，经常按摩肝经上的相关穴位，可使人体气血循行更加通畅，睡眠质量自然也会提高。

期门穴

- ⊕ 精准定位：在胸部，第 6 肋间隙，前正中线旁开 4 寸。

- ⚙ 功效：按摩期门穴可起到疏肝健脾、理气活血的作用，可缓解失眠、恶心、腹胀等症状。

- ✋ 按摩方法：取食指指腹对此穴进行按揉，由轻到重，一般每侧按揉3~5分钟，每日可进行多次按揉。

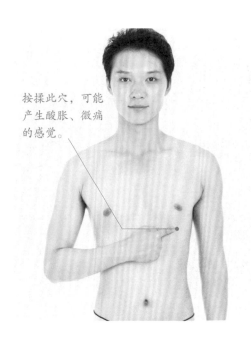

按揉此穴，可能产生酸胀、微痛的感觉。

太冲穴

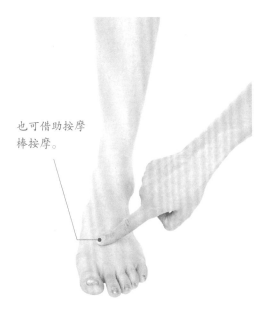

也可借助按摩棒按摩。

⊙ 精准定位：在足背，第1、2跖骨间，跖骨底结合部前方凹陷中，或触及动脉搏动处。

⊚ 功效：按摩太冲穴可起到疏肝解郁、调理肝脏的作用，经常按摩此穴可以调畅全身气机，舒畅情绪，从而缓解失眠症状。

🖐 按摩方法：以食指指腹按揉此穴，每侧3~5分钟，每日按揉2次。

中封穴

⊙ 精准定位：在踝区，内踝前，胫骨前肌肌腱与拇长伸肌腱之间的凹陷中。（本书主编考定）

⊚ 功效：按摩中封穴可以起到清利肝胆的作用，可以缓解肝郁引起的失眠症状。

🖐 按摩方法：以食指指腹按揉此穴，每侧3~5分钟，每日按揉2次。

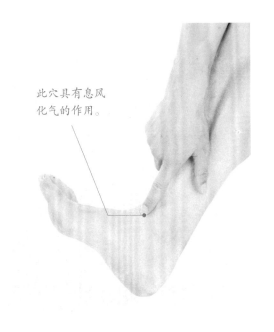

此穴具有息风化气的作用。

晚上睡不着，试试这几招

如果晚上经常辗转反侧睡不着，可以尝试以下几种方法来促进睡眠。

睡前泡脚

肝经循行路径起于足大趾，睡前泡脚可以促进末梢血液循环，激发肝经气血，让全身血流畅通，能够有效安神。

饭后散步

吃完晚饭后，散步半个小时，可以缓解疲劳，促进消化，放松心情，对睡眠大有益处。

按摩脚心

脚是人体的"第二心脏"，是血液循环的终端。按摩脚心，能够刺激脚部血管，使血液加速流向大脑和肝脏，能够安神，促进睡眠。

按揉大腿内侧

肝经循于大腿内侧，从大腿根部按揉到膝盖处，再从膝盖处按揉到大腿根部，反复按揉，坚持按揉，能够疏通气血，降肝火，疏肝郁，利于睡眠。

容易醒——调脾胃

夜晚睡眠浅，要注意调脾胃

睡眠浅是指在睡眠过程中容易受外界的干扰或者在睡眠过程中频繁做梦，
导致睡眠质量较差。

脾主运化，包括运化谷食和水饮，具体是指脾脏具有将饮食转化为营养物质，将营养物质吸收并传输全身的生理功能。胃主受纳水谷，即接受、容纳饮食之意。

脾胃为气血生化之源，脾胃的功能正常，人体气血才能充足。脾胃相互配合，胃负责受纳、腐熟饮食，脾脏负责将营养物质吸收并传输至全身各个组织，这些物质可用来濡养

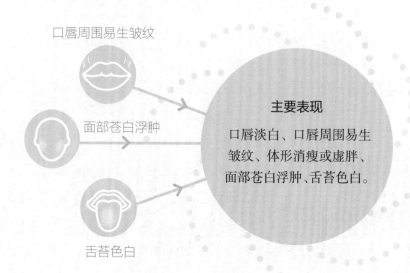

口唇周围易生皱纹

面部苍白浮肿

舌苔色白

主要表现
口唇淡白、口唇周围易生皱纹、体形消瘦或虚胖、面部苍白浮肿、舌苔色白。

五脏六腑、四肢百骸，为人体的生命活动提供物质基础，并能充养先天之精。

除先天性的脾胃虚弱外，长期饮酒、过度劳累或饮食不当，都会造成脾胃功能失调或者脾胃功能虚弱，从而导致气血不足。气血不足，则血不能养心，继而出现心神不安的情况，影响睡眠质量。

在我们的日常生活中，要注意改正自身的不良习惯，戒烟、戒酒、避免熬夜、清淡饮食、多吃蔬菜水果，在必要时可寻求专业医生的帮助。

生活中如何养脾

脾胃属土，主黄色。南瓜、红薯、玉米、土豆等都是补益脾胃的常见食物。

甘味入脾。中医认为"甘入脾"，意思是脾对应甘味，甘味的食物能够对脾起到补益的作用。

忧思伤脾。过度的忧思会伤脾，思虑过度会影响气的升降出入，导致气机郁结，就会出现不思饮食、失眠、健忘、脘腹胀闷、眩晕等症状。

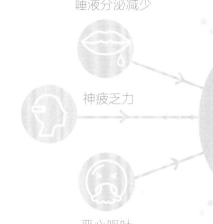

唾液分泌减少

神疲乏力

恶心呕吐

主要表现

唾液分泌减少、神疲乏力、精神不济、恶心呕吐、不思饮食。

这些穴位助你一觉到天亮

《黄帝内经》中说："脾足太阴之脉，起于大指（趾）之端……入腹属脾络胃，上膈，挟咽，连舌本，散舌下……"从脾经的循行路线可以看出来，与脾经关系密切的脏腑为脾和胃。脾胃健康和谐，身体自然能够充分消化、吸收食物中的营养。身体状况好了，睡眠质量自然也就高了。

很多人会有这样的感受，如果胃部感觉不适，会难以入眠，故有"胃不和则卧不安"的说法。中医认为脾胃不分家，按摩脾经和胃经的穴位，都有助于缓解胃部不适的症状，从而可间接提升睡眠质量。

阴陵泉穴是脾经上的穴位，足三里穴和天枢穴位于胃经，按摩这 3 个穴位可以缓解脾胃不适导致的失眠症状。

阴陵泉穴

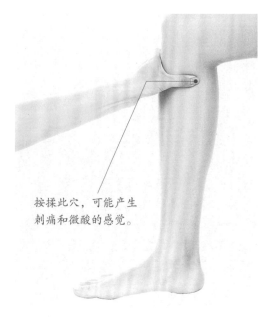

按揉此穴，可能产生刺痛和微酸的感觉。

⊙ 精准定位：在小腿内侧，胫骨内侧髁下缘与胫骨内侧缘之间的凹陷中。

⚙ 功效：按摩阴陵泉穴可以起到健脾理气、通经活络、促进肠胃功能恢复的作用。

✋ 按摩方法：以拇指指腹按揉此穴，每侧 3~5 分钟，每日按揉 2 次。

足三里穴

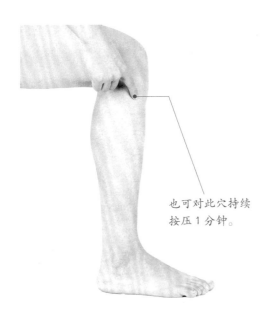

也可对此穴持续
按压1分钟。

⊙ 精准定位：在小腿外侧，犊鼻穴
下3寸，犊鼻穴与解溪穴连线上。

⚙ 功效：按摩足三里穴可以疏通胃
经，促进食物消化，对胃起到滋
养调节的作用。

✋ 按摩方法：以食指指腹按揉此穴，
每侧2~3分钟，每日按揉2次。

天枢穴

⊙ 精准定位：在腹部，横平脐中，
前正中线旁开2寸。

⚙ 功效：按摩天枢穴能够消食导滞、
理气止痛，有助于改善胃肠功能。

✋ 按摩方法：用食指指腹按揉该穴
位，每侧约2~3分钟，每日按揉
2次。

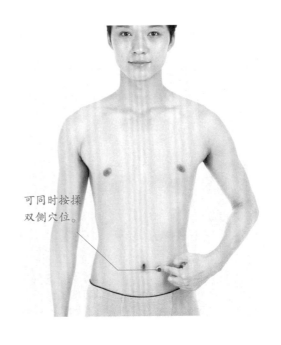

可同时按揉
双侧穴位。

动一动，健脾又养胃

脾虚是现代人常见的一种身体状况，一直以来都有"十人九脾虚"的说法。脾虚主要影响身体的运化，会引发诸多不适，继而影响我们的睡眠。睡前适当的运动不仅有利于健脾养胃，而且能改善人体的新陈代谢，进而有效提升睡眠质量。

睡前揉腹

睡前揉腹有助于胃肠系统的运动，促进脾的运化功能，并能加速体内的血液流通，缓解精神压力，从而改善睡眠，提高睡眠质量。

活动脚趾

双脚紧贴地面，放平，脚趾连续做"抓地—放松"动作60~90次。此动作可以健脾和胃、畅通气血，从而促进睡眠。

仰卧起坐

每日适当做一做仰卧起坐，可以锻炼腹部肌肉，提高身体的代谢能力，还可以促进胃肠道蠕动，有助于食物的消化和吸收，有健脾养胃的作用。

叩齿

口唇轻闭，上下牙齿有节奏地互相轻轻叩击，可在清晨或睡前做。此动作可以放松身心，改善脾胃功能，进而有助于睡眠。

摄谷道

摄谷道也就是提肛。吸气时，收缩肛门肌肉，保持屏息几秒钟，直至感到轻微不适时呼气放松。早晚坚持练习，可以养脾胃，助睡眠。

睡不沉——补肾

睡不沉要注意补肾

睡不沉即睡得很浅，似睡非睡，对身边的动静一清二楚，尽管看上去是睡了一整夜，但起床后人仍然会觉得很累，白天精神状态很差，注意力不集中。

睡不沉可能是因为肾阴亏虚，肾水不能向上滋润心火，心火不能向下温暖肾阴，就会出现阴阳不交的情况。人体有三焦，心位于上焦，肾位于下焦。肾阴虚损，阴精就不能上承，心肾不交，就会虚火上炎、心火亢盛，自然会导致心烦意乱，难以安睡。

肾为先天之本，是后天脏腑形成的基础，为人体生长发育提供动力。肾藏精，一为先天之精，二为后天之精，先天之精是构成胚胎的原始物质，后天之精由脏腑运化生成，由肾脏储存。肾虚，精气自然亏损，睡觉时就会出现盗汗、觉浅的情况。

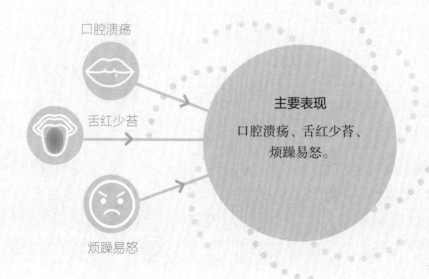

口腔溃疡

舌红少苔

主要表现
口腔溃疡、舌红少苔、
烦躁易怒。

烦躁易怒

在中医理论中，肾主纳气，与呼吸运动有着密切的关联。人体所吸之气虽由肺主导，但肾气的摄纳功能对于呼吸的深沉和平稳有着重要影响。当肾气充足且摄纳功能正常时，呼吸自然能够通畅、调匀。而呼吸的顺畅又是保证营卫二气在体内顺畅流通的重要因素，进而有助于人体获得高质量的睡眠。

值得注意的是，睡不沉可能是生理原因，也可能是心理原因，应该在谨慎确定病因之后，再进行调理和治疗。

生活中如何养肾

肾属水，主黑色。桑葚、黑芝麻、黑米、黑豆等都是常见的益肾食物。

咸味入肾。中医认为"咸入肾"，说的是咸味的食物入肾经，对肾有养护作用，但也要适度，过咸则伤肾。

恐伤肾。过度的惊恐会伤及肾，还会干扰神经系统，出现耳鸣、耳聋、头眩、阳痿等情况。

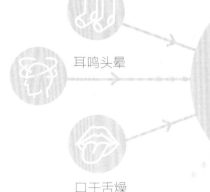

下半身怕冷

耳鸣头晕

口干舌燥

主要表现

下半身怕冷、腿脚冰凉、耳鸣头晕、腰膝酸软、口干舌燥。

这些穴位助你一夜好眠

《黄帝内经》中说："肾足少阴之脉，起于小指（趾）之下……贯脊，属肾，络膀胱；其直者，从肾上贯肝膈，入肺中，循喉咙，挟舌本……"从肾经的循行路线来看，肾经与多个脏腑有着密切的联系，是人体生命活动的"健康线"。中医认为，人体的衰老与肾经虚弱关系紧密。

如果肾经堵塞，各个脏器的功能就会减弱，出现手脚怕冷、精神萎靡和失眠等症状。肾经的易堵点为涌泉、照海、太溪等穴，我们平时多按揉这些穴位，能够在一定程度上改善失眠的症状。

涌泉穴

⊙ 精准定位：在足底部，蜷足时足前部凹陷处，约当足底第二、三跖趾缝纹头端与足跟连线的前 1/3 与后 2/3 交点处。

⚙ 功效：按摩涌泉穴可以起到通经活络、补肾安神的作用，可以加速血液循环，改善睡眠质量。

✋ 按摩方法：用拇指指腹按揉涌泉穴，以脚底感到发热为佳，手法要轻柔，每次按揉 3~5 分钟。

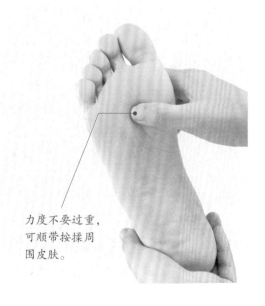

力度不要过重，可顺带按揉周围皮肤。

照海穴

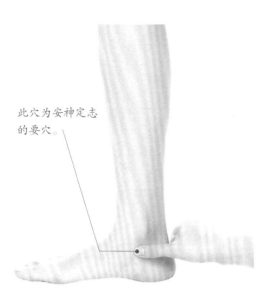

此穴为安神定志的要穴。

⊙ **精准定位**：在踝区，内踝尖下 1 寸，内踝下缘边际凹陷中。

⚙ **功效**：按摩照海穴可以起到养阴、安神、利咽、调经的作用，可改善失眠嗜卧、惊恐不宁等症状。

✋ **按摩方法**：用拇指指腹按揉照海穴，每侧 2~3 分钟，以产生酸胀感为宜，每日坚持按揉 2~3 次，效果更佳。

太溪穴

⊙ **精准定位**：在踝区，内踝尖与跟腱之间的凹陷中。

⚙ **功效**：按摩太溪穴可以起到滋阴补肾的作用，可缓解失眠、健忘、头晕、咳嗽等症状。

✋ **按摩方法**：用拇指指腹按揉太溪穴，先顺时针方向按揉 20 圈，再逆时针方向按揉 20 圈，算作 1 组，每日可做 2~3 组。

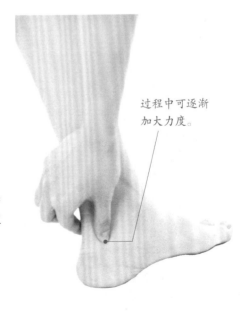

过程中可逐渐加大力度。

睡不沉，试试这些小妙招

肾虚导致的失眠在生活中较为常见，如果长期受此困扰，人们的精神状态就会变差，还可能诱发多种疾病。所以大家为了自身健康着想，应当多加注意，积极地进行调理。

适当运动

运动可以改善肾虚的情况，比如太极拳、八段锦、慢跑等都有补益肾脏的作用，运动时要注意循序渐进，量力而行。

注意双脚保暖

养肾需要注意脚部保暖，睡觉时应避免电扇或者空调直接吹到脚上，尽量不要光脚走在潮湿、阴凉的地面上。双脚暖和，肾气充足，睡眠质量自然就会提高。

搓按腰眼穴

腰眼穴位于腰骶部。经常用双手搓按腰眼穴，可以强肾补肾，能够有效改善由肾虚引起的睡不沉的情况。

按摩丹田

丹田与人的元气相通，是人体生命活动的动力源泉之一。按摩丹田能带动脏腑经络气血的运行，达到温肾益气、改善睡眠质量的目的。

搓耳

肾开窍于耳，耳朵是全身经络的汇集之处，经常搓耳可疏通经络、保养肾脏，达到改善睡眠质量的目的。

做梦频繁——养心

做梦频繁注意养心

做梦频繁亦称多梦，指的是患者会经历非常生动的梦境，做的梦也比较多，在睡眠过程当中可能会出现手舞足蹈、大喊大叫等异常行为，而自己却并不知情。

心主血脉，包括主血和主脉两个方面，具有主管血脉和推动血液循行于脉中的作用。血是血液；脉是脉管，又称经脉，为血之府，是血液运行的通道。心脏和脉管相连，形成一个密闭的系统，心脏作为血液循环的枢纽，不停地搏动，推动血液在全身脉管中循环，是血液循环的动力。

心主神志，也就是心主神明，又称心藏神。在中医里，"神"的含义主要有三个：其一，指自然界物质运动变化的规律。其二，指机体生命活动的总称。整个机体生命活动的外在表现，如整个机体的形象、面色、眼神、言语、肢体活动、姿态等，无不包含于"神"的范围。换言之，凡是机体表现于外的形态特征，都是机体生命活动的外在反映。其三，是指人们的精神、意识、思维活动，即心所主之神志，一般称之为狭义的"神"。

"心为阳中之太阳"，以阳气为用。心的阳气能推动血液循环，维持人的生命活动，因此中医将心比作人身之"日"。心脏阳热之气，不仅维持了心本身的生理功能，而且对全身都有温养作用。"心为火脏，烛照万物"，在脾胃的运化、肾阳对脏腑的温煦濡养、全身的新陈代谢、汗液的调节等过程中，心阳都起着重要的作用。如果心阳不足，其他脏腑的运作也会受到很大的影响，失眠自然在所难免。

需要注意的是，多梦还有可能是一些神经系统疾病的早期特征，比如帕金森、多系统萎缩等疾病，如伴有其他异常表现，应及时就诊。另外多梦也可能是因为患者最近压力比较大，思虑比较多，要注意放松心情，保持平稳的情绪，养成良好的睡眠习惯。

生活中如何养心

心属火，主红色。大枣、枸杞、红豆等都是常见的养心食物。

苦味入心。中医认为"苦入心"，苦的食物具有清热解毒和清心泻火的作用。苦菜、苦丁茶、银杏茶、绞股蓝茶等可以清心安神。

过喜伤心。过度喜悦会伤及心脉，可能会导致失眠、健忘、心悸不安、倦怠乏力的症状。范进中举就是典型的伤及心脉，以致心气涣散的例子。

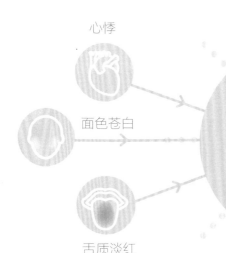

心悸

面色苍白

舌质淡红

主要表现

心悸、胸闷气短、倦怠乏力、头晕、面色苍白、盗汗、心烦、失眠、舌质淡红、少津、脉细弱无力。

这些穴位帮你养心安神

《黄帝内经》中说："心主手厥阴心包络之脉，起于胸中，出属心包络……"心包经多血少气，十二经之气皆感而应心，十二经之血皆贡而养心。人体不少疾病都与负面情绪有关，负面情绪过多会造成经络的堵塞，而经络运行不畅又会对我们的心情产生负面影响，因此疏通心经和心包经有助于我们远离坏情绪。情绪好，睡眠质量自然就会好。除此之外，如果心经和心包经堵塞，心的气机得不到疏解，郁火郁气就会聚集在胸口，出现失眠等症状。因此，我们要利用好心经和心包经清心泻热、开窍醒神、宽胸和胃的作用，以此来改善失眠症状。

神门穴

- ⊙ 精准定位：在腕前区，腕掌侧远端横纹尺侧端，尺侧腕屈肌腱的桡侧缘。

- ⚙ 功效：按摩神门穴可以宁心安神、清心调气，缓解心烦、惊悸、怔忡、健忘、失眠等心神方面的症状。

- ✋ 按摩方法：用拇指指腹按压神门穴，每侧2分钟左右，每日按压2次。

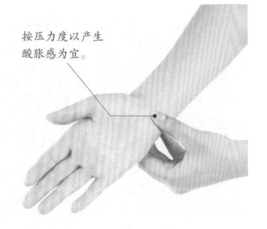

按压力度以产生酸胀感为宜。

内关穴

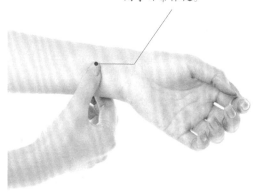

适合心脏功能较差的人用于日常保健。

- ⊙ **精准定位**：在前臂前区，腕掌侧远端横纹上 2 寸，掌长肌腱与桡侧腕屈肌腱之间。

- ⚙ **功效**：按摩内关穴可以起到宽胸理气、宁心安神的作用，可改善失眠、胸闷、眩晕、呕吐、偏头痛等症状。

- ✋ **按摩方法**：用拇指指腹按揉内关穴，力度适中，以感到酸胀为宜，一般每侧按揉 2~3 分钟即可。

劳宫穴

- ⊙ **精准定位**：在掌区，横平第 3 掌指关节近端，第 2、3 掌骨之间偏于第 3 掌骨。

- ⚙ **功效**：按摩劳宫穴可以起到散热燥湿、清心安神的作用，能够改善心烦失眠的问题。

- ✋ **按摩方法**：用拇指指腹按压劳宫穴，力度适中，以感到酸胀为宜，一般每侧按压 2~3 分钟即可。

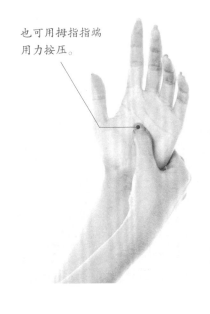

也可用拇指指端用力按压。

助眠小妙招，整夜睡得香

失眠多梦是很多人的困扰，不仅影响心情和工作效率，还会影响身体健康。有些人为了能好好睡一觉，不得不服用安眠药或各种酒类饮品助眠，但药物和酒精都有一定的副作用和依赖性，不利于身体健康。中医认为，失眠多梦的主要原因之一是心脏功能失调，心火旺盛或心血不足都会导致心神不宁。

因此，改善失眠多梦的关键是清心泻火、补血养心、安神定志。

食疗护心

常喝莲子心茶可以起到清心安神的作用，睡前 1 小时饮用，可以助眠。注意不要多喝，以免夜尿频繁，影响睡眠质量。

避免过度劳累

如果日常工作或学习的负担较重、压力过大，会加重对身心的负担，日常要注意调节压力，适当减负。

睡前静心

躺下后不看书报，不思考太多问题，可以听听轻音乐，使心神安宁，以便较快进入睡眠状态。

白天适当运动

老年朋友们可以去公园里打太极拳，年轻人也可以利用上班的间隙适度运动，或者骑自行车上下班来锻炼身体。适当的有氧运动有助于强健心脏，提高睡眠质量。

彻夜难眠——泻火

心肝火旺导致彻夜难眠

彻夜难眠，指的是即便有适当的睡眠机会和睡眠环境，仍然整夜难以入眠的情况，可能与心肝火旺有关。

心火旺包括虚火旺和实火旺：如果是虚火旺，其主要表现是失眠、盗汗、口干、口燥等；实火旺的主要表现是心悸、躁动不安。由于人的睡眠质量与心有一定关系，故一旦心火过旺，则可能造成失眠。

肝火旺可能会导致肝火上扰和热扰心神，所以这类失眠主要与"热"有关。肝气郁结，郁而化火，以致肝火上炎，主要侵扰的是头面部，患者会出现脑袋发热、面颊发红、口干舌燥等症状；火热炽盛，内扰于肝，以致肝火旺盛，主要侵扰的是上半身，患者会出现胸胁灼热、失眠多梦等症状。肝火旺的人在睡前可能会感到头晕脑涨、心烦、闷热，从而导致不易入睡、夜醒频繁。由于夜晚睡眠质量很差，第二天晨起也会感到不适，疲劳感会加重，久而久之，头晕头痛、烦躁易怒的症状也会有所加重。

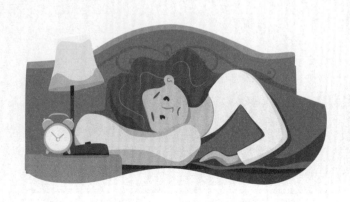

生活中如何改善心肝火旺

进行适当平缓的运动。长期坚持慢跑，能促进心脏的血液循环，改善心脏的供血功能，同时平缓的有氧运动能够祛火气，让我们保持心态的平和，继而改善睡眠质量。

....

戒烟戒酒。酒精以及香烟中的有害物质会伤害肝脏，进一步加剧心肝火旺的症状。

....

保持情绪平稳。怒伤肝，经常发怒会导致心肝火旺的症状更加严重，进而会加剧失眠症状。

心烦

面红

头晕

主要表现

心烦、失眠、尿黄、便秘、口渴、面红、目赤、头晕、急躁易怒。

这些穴位帮你清心疏肝泻火

现代快节奏的生活方式和较大的工作压力很容易让人心情压抑，长此以往，就会形成隐性的心肝火旺，为失眠埋下导火索。肝经火盛、心火亢盛或阴虚火旺，都会导致失眠。我们可以对一些穴位进行按摩，达到滋阴、泻火、疏肝的目的，即可有效改善失眠症状。

膻中穴

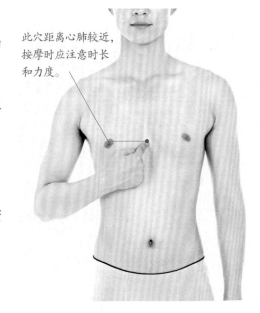

此穴距离心肺较近，按摩时应注意时长和力度。

⊙ **精准定位**：在胸部，横平第 4 肋间隙，前正中线上。

⚙ **功效**：按摩膻中穴可起到理气止痛、行气解郁、宁心安神的作用，有助于改善失眠、气喘、心痛、心悸等症状。

✋ **按摩方法**：用拇指或食指指腹按揉膻中穴 2~3 分钟，注意力度适中，不可过重。

郄门穴

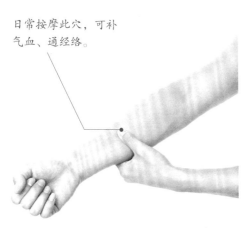

日常按摩此穴，可补气血、通经络。

⊙ 精准定位：前臂前区，腕掌侧远端横纹上5寸，掌长肌腱与桡侧腕屈肌腱之间。

⚙ 功效：按摩郄门穴可以起到宁心安神、通络止血的作用。

✋ 按摩方法：用拇指指腹按揉郄门穴，力度由轻到重，以感到酸胀为宜，每侧2~5分钟，每日按揉2次。

阳陵泉穴

⊙ 精准定位：在小腿外侧，腓骨头前下方凹陷中。

⚙ 功效：按摩阳陵泉穴，可改善肝郁气滞引起的胁肋胀痛、急躁易怒及失眠等症状。

✋ 按摩方法：以拇指指腹按压阳陵泉穴，每侧50下，每日按压2次。

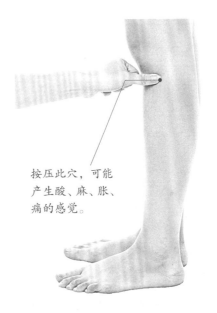

按压此穴，可能产生酸、麻、胀、痛的感觉。

这些方法，轻松降火

体内火盛很容易导致彻夜难眠，即使老老实实躺了一个晚上，也不过是无效睡眠，根本不能达到修整身体、缓解疲劳的目的。身体没有休息好，脏器就不能得到调养，火盛的问题自然不能解决。如果是心肝火旺导致的轻度睡眠障碍，可以从以下几个方面进行调节。

多喝热水

水是生命之源。多喝热水，可以降火气，加速体内新陈代谢。

饮食禁忌

上火的时候应注意清淡饮食，不吃过油过辣的东西，以免加剧上火症状。同时，榴莲、荔枝这类温热性水果也要少吃。

中药降火

具有降火功效的中药有菊花、蒲公英、麦冬、金银花等，通过泡水、煮汤等方式服用可以降火气，也可以服用清热降火的中成药，以达到祛火的目的，但需要注意遵医嘱服用。

饮食调理

常吃苦瓜、芹菜、梨等蔬果，有助于清热祛火。绿豆汤、冬瓜汤等汤品也有助于清热利尿，达到降火气的目的。

刮痧、拔火罐

体内火气大时，可以寻求专业医生的帮助，通过刮痧、拔火罐的方式清热祛火。

早醒——调经络

　　所谓早醒，即睡醒的时间与预计睡醒的时间相比提前很多，而且在醒来之后很难再次入睡，以致睡眠时间被大大缩短。

凌晨 1:00~3:00 醒 —— 调肝经

　　中医认为人体脏腑与十二时辰相对应，不同的时辰由不同的脏器主事，凌晨 1:00~3:00 之间，肝经当令，也就是肝在"值班"。如果肝脏有异常，就会出现莫名清醒且难以再次入睡的情况。因此，如果频繁在这个时间段醒过来，并且日常工作和生活中常出现烦躁易怒的情绪，从中医角度来看，很有可能是因为体内肝火旺盛，这种情况说明应当疏通肝经。

推肝经

　　睡觉前，着短裤坐在床上，两腿分开，一条腿伸直，另一条腿自然弯曲，用身体乳或精油在大腿内侧抹匀，双手手掌相叠，从大腿根部沿大腿内侧，稍用力向膝关节方向推动，推 40~50 遍后，换另一条腿。每晚推揉，可以疏肝理气。

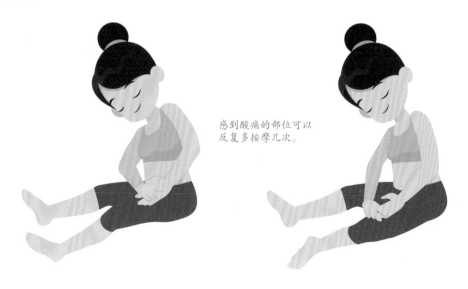

感到酸痛的部位可以
反复多按摩几次。

莲花逍遥式

　　坐在垫子或硬床上,右腿伸直,左腿弯曲,左脚脚心贴紧右腿大腿,脊背挺直,右臂伸直,身体扭转,右手抓右脚脚尖,左手上举,自然弯曲。注意循序渐进,在刚做这个动作的前几天,坚持1分钟后, 即可换到另一侧,慢慢延长时间,每晚坚持几分钟,可以起到疏肝解郁的作用,使我们的情绪更加平稳。

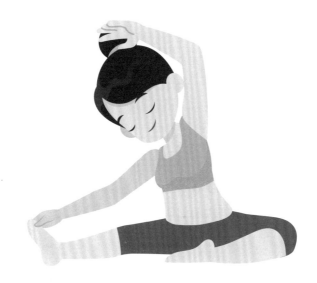

揉地筋

　　肝主筋,《黄帝内经》中提到:"肝气衰,筋不能动。"肝脏的情况直接体现于筋的状态,坚持揉筋,可以养肝护肝。

　　"天筋藏于目,地筋隐于足",天筋位于眼球下方,不宜锻炼,而地筋位于足下,我们可以很轻松地找到。取坐姿,抬起脚,脚底朝向自己,脚趾上翘,用手触摸脚底,可以摸到脚掌中间的地筋。每晚睡前用热水泡脚10分钟,再用拇指指腹按揉或用按摩棒推按地筋5分钟左右,双脚交替。坚持揉地筋,可以舒筋通络,疏肝养肝,从而改善肝功能。日常散步时,踮起脚尖行走,也可以起到拉伸地筋的作用。

　　每日坚持做上述3个动作,能够疏肝理气,增强肝功能。肝脏修复好了,就能更好地为我们"值班守夜"了。

凌晨 3:00~5:00 醒 —— 调肺经

凌晨 3:00~5:00 正是肺经当令的时段，此时人体阳气转盛，气血流注肺经。这时候，肺的功能开始活跃，负责把气血分配给其他的脏器，如果肺不好，这个过程就不会很顺利，会造成气血运行不畅，从而导致夜间盗汗等情况。如果在凌晨 3:00~5:00 频繁醒来，就需要我们疏通肺经、润肺养肺了。

拍肺经

取坐姿，左手臂在身前自然平举，手心向上，手指微屈。用右手掌心沿左手臂内侧上缘肺经的循行路线往返拍打。每日坚持拍打肺经 8~10 分钟，可以疏通肺经，增强肺功能。

日常养肺

长时间处于室内时，要注意开窗通风，保证空气流通。有条件的话，可以每天出门散步，呼吸新鲜空气。

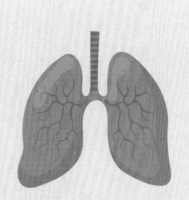

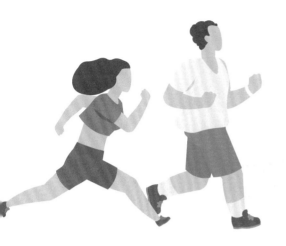

运动锻炼

可以通过运动锻炼来增强肺功能，达到养肺的目的，如慢跑、散步、打太极拳等。这些运动可以帮助人体增强肺功能，改善人体代谢。

食疗调理

燥为阳邪，易伤津损肺，日常可以多食用一些滋阴润肺、生津液的食物，如梨、蜂蜜、银耳等。

针灸调理

在专业中医的辨证论治下，可以选择对肺俞穴、中府穴、风池穴等多个部位施针，以改善肺经不通的情况。

　　肺为娇脏，是五脏之中唯一一个与外部环境直接相通的器官，很容易受到外界侵扰，我们要在日常生活中做好保养。只要养好肺，睡眠质量自然就会好起来。

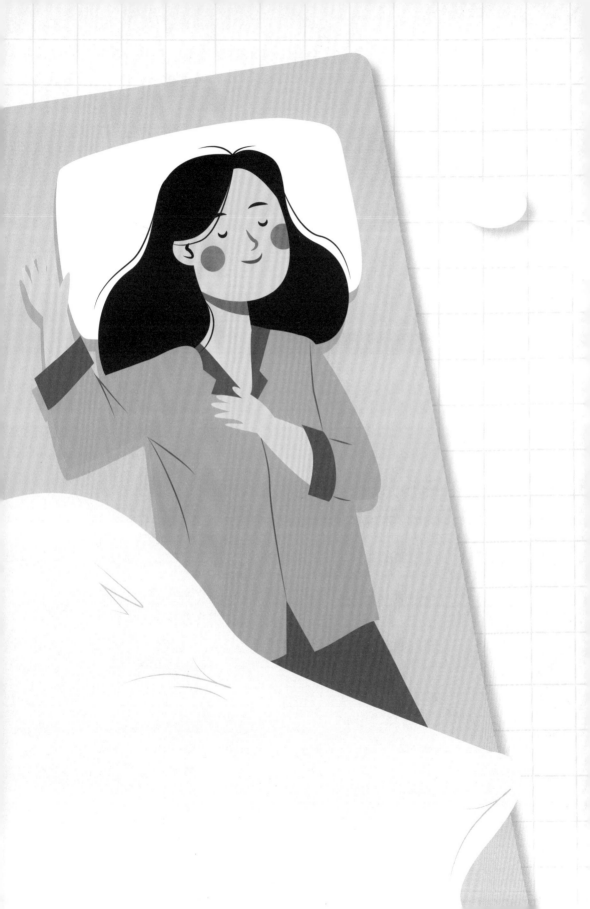

第三章

中医安神助眠方，一夜好眠到天亮

　　相对于西药而言，中药更重调理。中医认为"慢养"才能去病根，治标又治本。其中食疗药膳，就是中国传统医学与美食的完美结合，一碗粥、一盅汤、一道菜，只要加入了适当的中药材，就成了滋补身体的药膳，效果明显优于单一的食材，做到了健康与美味的兼得。借助中药来调理身体，能够大大改善我们的失眠情况。

常喝代茶饮，安神助眠

中医以辨证论治为指导，对诸多中药材加以灵活配伍，制作成简单的药茶，通过饮用不同配方的药茶，可以对身体做出针对性地调理。

代茶饮

茹橘饮

茹橘饮取材以橘皮（陈皮）、竹茹、柿饼为主。橘皮（陈皮）性温，味苦、辛，主行气和胃；竹茹性微寒，味甘，主清热除烦；柿饼性寒，味甘、涩，主润肺涩肠。此饮品口感甘甜，非常适合日常饮用调理。

材料

橘皮（陈皮）20 克
竹茹 20 克
柿饼 30 克
姜 3 克
白糖适量

做法

01 橘皮（陈皮）洗净后切成宽度 1 厘米左右的长条；竹茹揉成小团。

02 柿饼切片，厚度宜适中。

03 姜洗净，切成薄片待用。

04 将橘皮（陈皮）、竹茹、柿饼、姜同时放入锅内，加入适量清水，先用大火煮开，再用小火煎 20 分钟左右。

05 滤出汤汁，再煎一次，用细纱布过滤出渣滓。

06 茶中加入白糖，搅匀后即可代茶饮用。

🥄 功效：茹橘饮性平温和，有理气温胃、温胆宁心、安神静气的作用。

⚠️ 禁忌：寒痰咳喘、胃寒呕逆及脾虚泄泻者不宜饮用此茶。

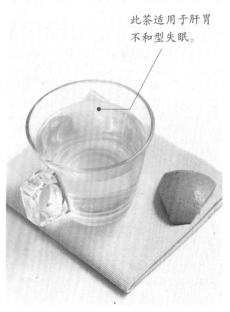

此茶适用于肝胃不和型失眠。

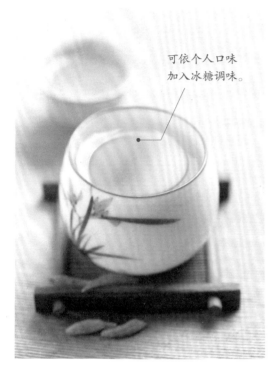

可依个人口味
加入冰糖调味。

代茶饮

麦冬酸枣仁茶

麦冬酸枣仁茶是一款经典的养生茶，取材以酸枣仁、麦冬为主。酸枣仁性平，味甘、酸，主宁心安神；麦冬性微寒，味甘、微苦，主润肺清心，二者皆是中医调理的常用药材。本茶饮性质温和，适合日常饮用。

材料

酸枣仁 9 克
麦冬 12 克
党参 12 克
柏子仁 9 克
五味子 6 克

做法

01 将麦冬洗净备用。

02 酸枣仁炒熟。

03 将麦冬、酸枣仁、党参、柏子仁、五味子依次放入锅中，用清水煎煮 30 分钟。

04 煮好后盛出来，留待睡前服用。

功效：麦冬酸枣仁茶可补气养心、疏肝养血、润肺生津，具有一定的安神助眠作用，可以缓解神经衰弱、失眠、健忘等症状。

⚠ 禁忌：肝肾功能不全者不宜饮用此茶；孕妇不宜饮用此茶。

代茶饮

玄参莲枣饮

玄参莲枣饮出自《辨证录》卷八，取材以玄参和莲子心为主。玄参性微寒，味甘、苦、咸，主滋阴降火、清热凉血；莲子心性寒味苦，主清热解毒、清心安神。该茶饮需遵医嘱饮用。

材料

玄参 90 克

莲子心 9 克

炒枣仁 30 克

丹皮 30 克

丹参 15 克

柏子仁 9 克

白糖适量

做法

01 将白糖以外的材料分别清洗干净。

02 将洗净的材料放到清水中煎煮取汁。

03 加入适量白糖调味。

04 分为早中晚 3 次服用。

🥣 功效：玄参莲枣饮能够滋阴降火、宁心安神，适用于唾干津燥、口舌生疮、渴欲思饮等症状，可改善心火过旺引起的失眠症状。

⚠ 禁忌：脾胃虚寒者不宜饮用此茶。

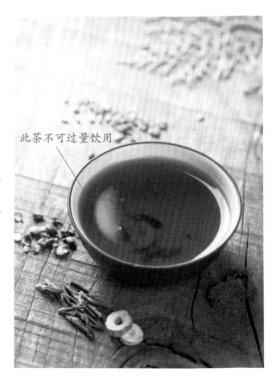

此茶不可过量饮用

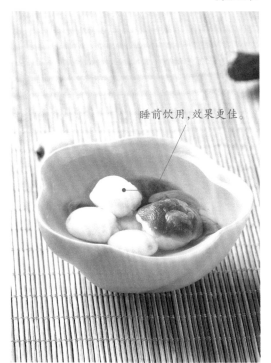

睡前饮用，效果更佳。

代茶饮

桂圆莲子茶

桂圆莲子茶作为一款传统的饮品，因其材料易得，口感甘甜，而流传甚广，是居家常见饮品之一。其中桂圆能够温补气血，莲子能够养心安神，二者皆是平实的养生圣品。

材料

莲子 30 克
桂圆 20 克
大枣 5 枚
白糖适量

做法

01 莲子清洗干净，去心；桂圆去壳。

02 大枣清洗干净用水泡发后，去核，留下枣肉。

03 将莲子、大枣、桂圆同时放入锅中，倒入适量清水，大火烧沸后改小火，煮至莲子软烂。

04 加入适量白糖调味，放至温热，即可饮用。

🥄 功效：桂圆莲子茶具有补益心脾、镇静安神的作用。适用于心脾两虚、气血双亏导致的健忘、惊悸、失眠等症状。

⚠ 禁忌：阴虚火旺者不宜饮用此茶。

代茶饮

酸枣仁桂圆茶

酸枣仁桂圆茶是一道传统茶饮，营养丰富，具有多种养生功效。此茶能够补气血、调经舒郁、滋阴润燥，因其口感甘甜，故十分适合日常饮用，长期饮用能有效缓解失眠症状，有很好的养生效果。

材料

酸枣仁 15 克

桂圆 15 克

茯苓 15 克

百合 20 克

做法

01 将酸枣仁清洗干净；桂圆去壳。

02 将酸枣仁放到锅中，略微翻炒几下，即可出锅备用。

03 将茯苓和百合放到水中泡开。

04 将上述材料一同放到锅中熬煮一段时间即可。

功效：酸枣仁桂圆茶具有滋润心脾、养肝敛汗、宁心安神的作用。适用于心脾两虚引起的心悸、乏力、健忘、失眠等症状。

⚠ 禁忌：体虚者不可过量饮用此茶；对酸枣仁过敏或肝肾功能不全者不适合饮用此茶。

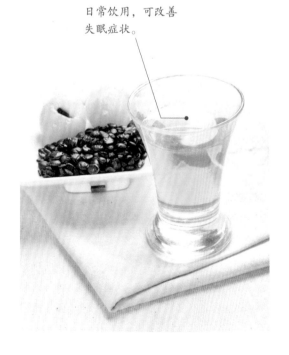

日常饮用，可改善失眠症状。

神经衰弱及神经官能症
患者适合饮用此茶。

代茶饮

百麦安神饮

百麦安神饮由国医大师路志正所创，是在《金匮要略》中甘麦大枣汤与百合汤的基础上改良而来。百合和浮小麦都是宁心静气的食材，煮为代茶饮，能够养阴、益气、安神。

材料

百合 30 克
浮小麦 30 克
莲子 15 克
夜交藤 15 克
大枣 5 枚
甘草 6 克
冰糖适量

做法

01 将百合清洗干净，用手掰开，自然成瓣。

02 将除百合、冰糖外的其他材料放在清水中洗净，可多浸泡一会儿。

03 将洗净的材料放入锅中，加入 1,000 毫升清水，煮 30 分钟即可。

04 饮用时可根据自己的口味加冰糖调味。

🍵 功效：百麦安神饮具有益气养阴、清热安神的作用，可改善由心阴不足、虚热内扰、气阴两虚、心神失养而导致的神志不宁、烦躁易怒、失眠多梦、心悸气短等症状。

⚠ 禁忌：体内有实火者谨慎饮用此茶。

代茶饮

麦冬桂圆饮

麦冬桂圆饮取材简单，便于制作。其中，桂圆可以益气补血，但是药性偏于温热，容易引起上火，而麦冬可以清热除烦，两者合用，相辅相成，功效明显。

材料

麦冬 20 克
桂圆 30 克
冰糖适量

做法

01 将麦冬清洗干净。

02 将桂圆去壳。

03 将麦冬和桂圆放到锅中，加入适量清水，大火烧开。

04 水开后，放入适量冰糖调味，改小火焖煮 30 分钟。

🥄功效：麦冬桂圆饮具有养血安神、益智宁心、补益气血的作用，对于心阴虚引起的失眠可以起到一定的缓解作用。

⚠️禁忌：脾胃虚寒者不宜饮用此茶。

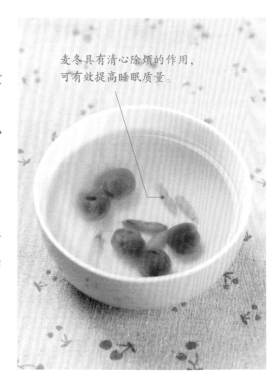

麦冬具有清心除烦的作用，可有效提高睡眠质量。

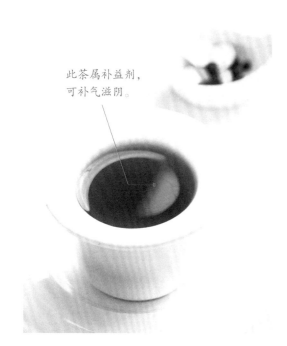

此茶属补益剂，可补气滋阴。

代茶饮
生脉饮

生脉饮，因为可以让亏虚的血脉重获生机而得此名。其方主要取材人参、麦冬、五味子，人参大补气血，麦冬清心，五味子安神，可在中医指导下用以日常保健。

材料

人参 25 克
麦冬 9 克
五味子 9 克

做法

01 将人参、麦冬和五味子分别清洗干净。
02 将上述材料依次放入锅中，加入适量水。盖住锅盖，大火烧开后，转小火煮 15 分钟，滤后饮用。

🥄功效：生脉饮具有益气复脉、养阴生津的作用，适合气津两伤的人群饮用，对于烦热、多梦的症状可以起到缓解作用。

⚠禁忌：气阴两虚者需要将人参换成西洋参。

代茶饮

刺五加五味茶

刺五加五味茶中只包含两味药材，其中刺五加补肾升阳，五味子滋阴宁心，二者搭配能够调节人体的阴阳平衡，且这两味药都能起到安神养心的作用，日常饮用，能够发挥出安神定志的功效。

材料

刺五加适量
五味子 5 克

做法

01 将刺五加、五味子分别清洗干净。

02 将刺五加、五味子置于茶杯之中，倒入沸水。

03 盖上茶杯盖闷 10 分钟，即可饮用。

🥣 功效：刺五加五味茶具有补益元气、益气生津的作用，适用于神疲乏力、失眠、健忘等症状。

⚠ 禁忌：孕妇和哺乳期妇女不宜饮用此茶；感冒、发热患者不宜饮用此茶。

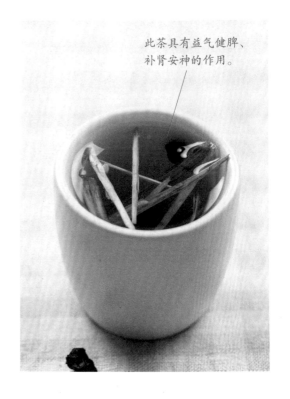

此茶具有益气健脾、补肾安神的作用。

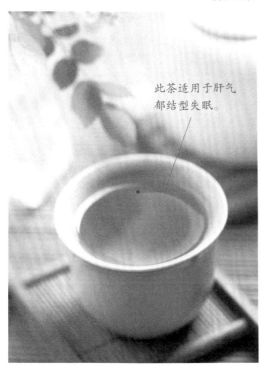

此茶适用于肝气郁结型失眠。

代茶饮
合欢花柏子仁茶

合欢花柏子仁茶的安神效用很强。合欢花和柏子仁都是味甘性平的中药，均可以起到宁心安神的作用，适合日常饮用。

材料

柏子仁 9 克
合欢花 5 克

做法

01 将柏子仁、合欢花分别清洗干净。

02 将适量柏子仁、合欢花置于茶杯之中，倒入沸水。

03 盖上茶杯盖闷 10 分钟，即可饮用。

🥄功效：合欢花柏子仁茶具有疏肝解郁、宁心安神的作用，能有效改善失眠、头晕目眩、健忘、心神不宁等症状。

⚠禁忌：便溏及痰多者忌服。

代茶饮

合欢夜交藤茶

合欢夜交藤茶取材合欢皮和夜交藤，二者
均味甘性平，可安五脏、和心志，使心明
神安，改善睡眠。还可增加生甘草，以补
心气、增药效。

材料

合欢皮 5 克
夜交藤 10 克

做法

01 将合欢皮、夜交藤分别清洗干净并
切碎。

02 将适量合欢皮、夜交藤置于茶杯之
中，倒入沸水。

03 盖上茶杯盖闷 10 分钟，即可饮用。

🥣 功效：合欢夜交藤茶具有解郁和
血、宁心安神的作用，可缓解心悸、
失眠等症状。

⚠️ 禁忌：肠胃虚弱、血虚精亏者不
宜饮用此茶。

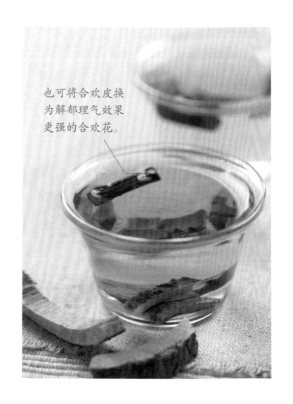

也可将合欢皮换
为解郁理气效果
更强的合欢花。

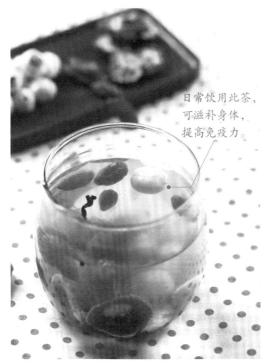

日常饮用此茶，可滋补身体，提高免疫力。

代茶饮
山楂莲子茶

山楂莲子茶酸甜好入口，是我们日常生活中较为熟悉的滋补茶饮，具有较高的营养价值和药用价值，不仅可以清热解毒，还可以健脾益胃，提高睡眠质量。

材料

莲子 50 克
山楂 30 克
枸杞 15 克

做法

01 莲子清洗干净，去心。

02 将山楂洗净后，切成薄片。

03 枸杞浸泡 30 分钟。

04 将莲子、山楂、枸杞依次放入锅中，加入适量水熬煮。

🥄 功效：山楂莲子茶具有补肾益智、宁心安神的作用。

⚠ 禁忌：脾胃虚弱者不宜饮用此茶；此茶不宜长期、过量饮用。

用好汤方，睡到自然醒

药食同源，将中草药制为汤品，美味滋补有营养。

汤方

百合枸杞汤

百合枸杞汤简单易做且营养丰富，甜而不腻，其中百合和枸杞都属于补阴药物，前者以补肺阴为主，后者以滋补肝肾为主，适合各个年龄段的人饮用。

材料

百合 200 克

枸杞 25 克

大枣 2 枚

银耳 30 克

冰糖适量

做法

01 银耳提前泡发，去掉银耳的结头。

02 枸杞浸泡 30 分钟；百合、大枣洗净。

03 将百合、枸杞放入锅中，加入 500 毫升水，大火烧开。

04 加入银耳、冰糖、大枣，大火转小火，煮至糖溶。

🥄功效：百合枸杞汤具有清火养心、润肺安神、补血益气、滋补肝肾的作用。适用于肾阴不足引起的心悸、失眠、腰膝酸软、烦躁干渴等症状。

⚠ 禁忌：脾胃虚寒者不宜饮用此汤。

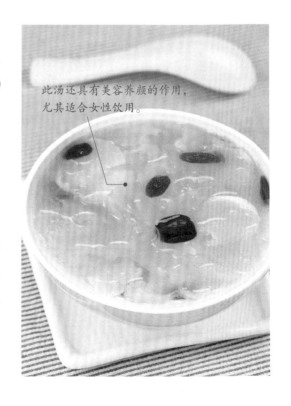

此汤还具有美容养颜的作用，尤其适合女性饮用。

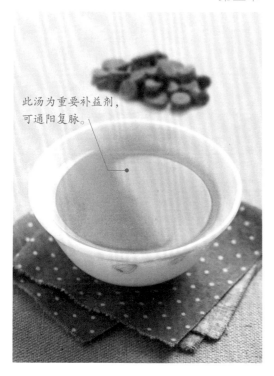

此汤为重要补益剂，可通阳复脉。

汤方

炙甘草汤

炙甘草汤是临床中常用的名方，记载于《伤寒论》之中。炙甘草汤能够滋阴养血、补心养气、调理五脏，心脏功能异常者适合饮此汤滋补调养。

材料

炙甘草 12 克
人参 6 克
桂枝 9 克
麦冬 10 克
生地黄 20 克
麻仁 10 克
阿胶 6 克
姜 9 克
大枣 10 枚
黄酒或清酒 700 毫升

做法

01 将除阿胶和酒外的材料分别用清水洗干净。

02 将洗净的材料全部放入 800 毫升清水中。

03 再加入黄酒或者清酒 700 毫升，煮好后滤出渣滓，盛出药液。

04 将阿胶烊化兑入药液中，分 2~3 次温服。

🍵 功效：本方能滋阴益营，使血脉充盈，营气得行，心神得养，可改善阴血不足、气虚血弱所致的心悸心慌、虚烦失眠、大便干结等症状，对失眠和心悸并见的病症具有一定的作用。

⚠ 禁忌：水肿严重、脉细数者不宜饮用此汤。

汤方

甘麦大枣汤

甘麦大枣汤是医圣张仲景所创的经典方剂，记载于《金匮要略》。本方原本只是用来治疗女性脏躁，如辨证得当，男女老幼皆可饮用。

材料

甘草 9 克
浮小麦 15 克
大枣 10 枚

做法

01　大枣用水泡发后，去核，留下枣肉。

02　将浮小麦淘洗干净。

03　将甘草清洗干净，可用清水多冲洗几次，以免浮尘残留。

04　将所有材料放入清水中熬煮至水开即可。

🥣功效：甘麦大枣汤具有补益脾气、养心安神、和中缓急的作用，可以用于治疗心中烦躁、精神恍惚、睡眠不安等症状。

⚠禁忌：心火亢盛者禁食此方。

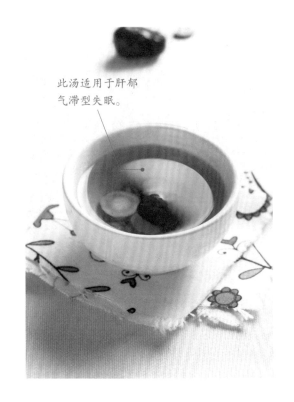

此汤适用于肝郁气滞型失眠。

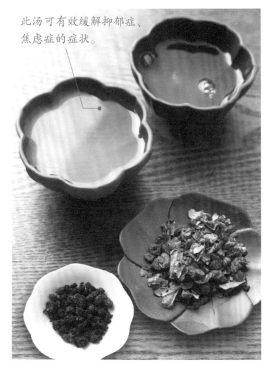

此汤可有效缓解抑郁症、焦虑症的症状。

汤方

栀子豉汤

栀子豉汤的汤方记载于《伤寒论》之中，取材栀子和香豉，栀子性寒味苦，可泻火除烦；香豉可升散调中，两药相辅相成，可清热除烦。

材料

栀子 14 个
香豉 15 克

做法

01 将栀子清洗干净。

02 取适量清水放入锅中，先煮栀子，再放入香豉。

03 去掉渣滓饮用。

🥣 功效：栀子豉汤具有泻热除烦、宣发郁热的作用，适用于胸脘痞闷、饥不能食、头痛体痛、小儿痘疹、虚烦惊悸不得眠等症状。

⚠ 禁忌：孕妇禁食此方；脾胃虚寒者不宜饮用此汤。

汤方

黄连阿胶汤

黄连阿胶汤是中医经典名方，记载于《伤寒论》之中。其取材以黄连、阿胶为主，二者有泻心火、滋阴安神之效，因而可以对心火亢盛导致的失眠起到一定的缓解作用。

材料

黄连 12 克

阿胶 9 克

黄芩 6 克

芍药 6 克

鸡子黄 2 枚

做法

01 将黄连、黄芩、芍药清洗干净。

02 锅中倒入适量清水，煮沸后依次放入黄连、黄芩、芍药煎熬。

03 滤尽药渣，放入烊化后的阿胶。

04 等到温度适合饮用时，将鸡子黄打到汤药中，搅拌均匀即可饮用。

🥄 功效：黄连阿胶汤具有滋阴降火、除烦安神的作用。适用于阴虚火旺造成的失眠、心悸、便血等症状。

⚠ 禁忌：脾胃虚弱者不宜饮用此汤。

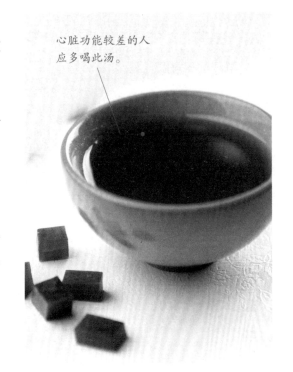
心脏功能较差的人应多喝此汤。

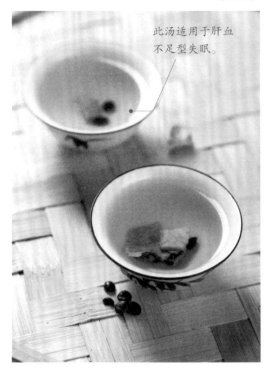

此汤适用于肝血不足型失眠。

汤方

酸枣仁汤

酸枣仁汤是一种传统的食补类汤剂，记载于《金匮要略》。其主要材料酸枣仁在治疗失眠上有显著的作用，被誉为"东方睡果"，因而酸枣仁汤也被称为"安神第一方"。

材料

酸枣仁 15 克
甘草 3 克
知母 6 克
茯苓 6 克
川芎 6 克

做法

01 将所有材料清洗干净，放到清水中浸泡约 1 小时。

02 将浸泡好的材料放入锅中，倒入适量水，水面略高于材料即可。

03 水煮沸后，改小火煎 30 分钟，即可出锅。

🥣 功效：酸枣仁汤具有清热除烦、养血安神的作用，对缓解神经衰弱、心脏神经官能症、更年期综合征、不眠症、健忘症等有一定的作用。

⚠ 禁忌：对酸枣仁过敏或肝肾功能不全者不宜饮用此汤。

汤方

莲子百合麦冬汤

莲子百合麦冬汤是一款具有滋补效果的养
生汤品,本汤口感甘甜,滋而不腻,适宜
日常居家饮用。

材料

莲子 15 克
百合 30 克
麦冬 12 克

做法

01 莲子清洗干净;麦冬用清水洗净。
    百合清洗干净,用手掰开,自然成瓣。

02 将莲子、百合、麦冬放入锅中,加
    适量水煎服。

🥄 功效:莲子百合麦冬汤具有清脾养
    心、润肺安神、滋养肺阴的作用,
    尤其适用于心阴不足引起的心悸不
    眠等病症。

⚠ 禁忌:脾胃虚寒者不宜饮用此汤。

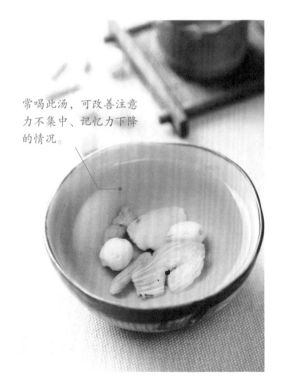

常喝此汤,可改善注意
力不集中、记忆力下降
的情况。

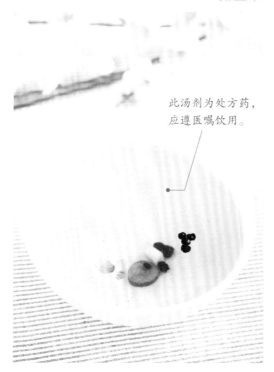

此汤剂为处方药，应遵医嘱饮用。

汤方

桂苓五味甘草汤

桂苓五味甘草汤是一味传统汤剂，其中茯苓、五味子、炙甘草均有养心安神的作用。虽然桂苓五味甘草汤的食用安全性较高，但仍需遵医嘱饮用。

材料

桂枝 12 克
茯苓 12 克
五味子 10 克
炙甘草 9 克

做法

01 将所有材料清洗干净。

02 桂枝去皮。

03 所有材料放入锅中，加入适量水熬煮。

04 汤液去滓温服即可。

🥣功效: 桂苓五味甘草汤具有通阳、和胃、利水的作用，对水液代谢不畅所致的失眠症有一定的缓解作用。

⚠禁忌: 阴虚火旺者慎用。

美味药膳，改善睡眠

药膳配伍应知宜忌，不仅药材之间讲究配伍，药材和食物也要合理搭配，搭配得好有助于药效的发挥，搭配不好则会减弱药效。

药膳

半夏大枣粥

半夏大枣粥可燥湿化痰、和中护胃。其中半夏微毒，加大枣、粳米可中和其毒性，且能固护脾胃；百合清热养阴。冰糖调味后口感更佳。

材料

半夏（炮制）3 克

百合 30 克

大枣 5 枚

粳米适量

冰糖适量

做法

01 百合清洗干净,用手掰开,自然成瓣。

02 将粳米淘洗干净；大枣洗净，去核。

03 煎取半夏药汁一大碗。

04 在药汁中加入粳米、百合和大枣，同煮成粥。

05 加入适量冰糖调味后即可食用。

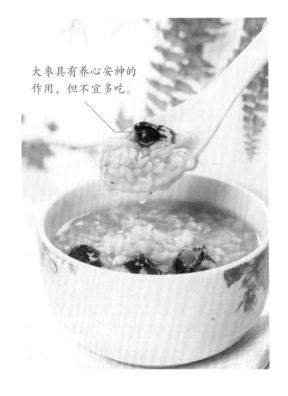

大枣具有养心安神的作用，但不宜多吃。

🥣功效：半夏大枣粥具有化痰清热、补中益气、和中安神的作用。适用于痰多胸闷、心烦口苦的失眠人群。

⚠️ 禁忌：孕妇和哺乳期妇女禁用；阴虚燥咳者不宜服用。

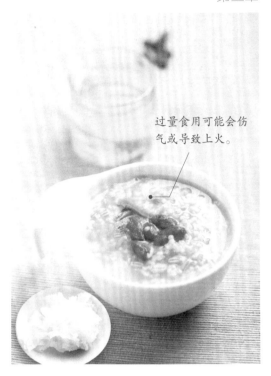

过量食用可能会伤气或导致上火。

药膳
陈皮小米粥

陈皮小米粥口感润滑，味道鲜美，且制作简单，深受人们喜爱。对于轻度失眠的人来说，陈皮小米粥可以减轻失眠症状，如果症状较重，应根据自身情况寻求专业医生帮助。

材料

银耳 20 克
陈皮 5 克
枸杞 10 克
小米适量
冰糖适量

做法

01 银耳提前泡发，泡发后去掉结头。

02 枸杞浸泡 30 分钟。

03 小米淘洗干净。

04 锅中加入适量清水，放入陈皮、银耳，大火煮沸后，小火煮 10 分钟。

05 加入小米，继续熬煮 20 分钟。

06 加入泡好的枸杞和适量冰糖，焖煮 10 分钟即可出锅。

功效：陈皮小米粥具有健脾益气、降逆和胃、养心安神的作用，能够改善失眠烦躁、心血不足等情况。

禁忌：对陈皮过敏者不宜食用。

药膳

银鱼厚蛋卷

银鱼厚蛋卷取材以合欢皮和银鱼为主。合欢皮是一种常用的安神药材，可解郁安神、和血消肿；银鱼性平味甘，可补虚润肺、益脾胃。银鱼厚蛋卷软嫩适口，适合作为早餐食用。

材料

合欢皮 5 克
银鱼 120 克
浮小麦 5 克
甘草 3 克
鸡蛋 4 个
葱适量
盐适量
胡椒粉适量
食用油适量

做法

01 用清水煎煮合欢皮、浮小麦、甘草；滤去渣滓取药汁。

02 葱切成葱末；鸡蛋打散。

03 将药汁与银鱼、鸡蛋、葱末、盐及胡椒粉拌匀。

04 在平底锅内刷一层食用油，煎成厚蛋卷即可。

🥣 功效：银鱼厚蛋卷具有补虚活血、益脾润肺的作用，适用于失眠多梦、心悸、健忘的人群。

⚠ 禁忌：孕妇及胃炎患者禁食含合欢皮的食物。

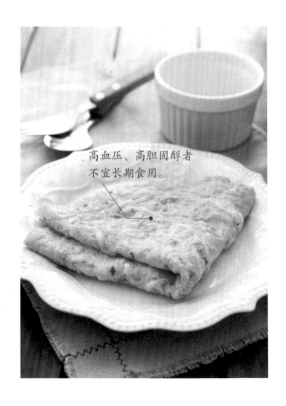

高血压、高胆固醇者不宜长期食用。

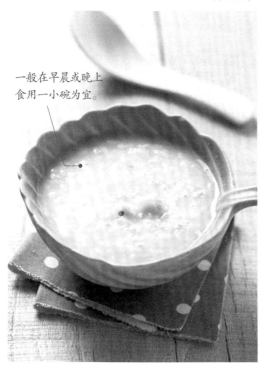

一般在早晨或晚上
食用一小碗为宜。

药膳

茯苓桂圆粥

茯苓桂圆粥是一道传统的中药食疗粥品，美味可口，具有丰富的营养价值和药用价值。

材料

茯苓 30 克
桂圆 100 克
粳米适量
白糖适量
蜂蜜适量

做法

01 将粳米洗净，放入砂锅。

02 将处理好的桂圆、茯苓放入锅中，加适量水，煮成粥。

03 出锅前，可加入白糖、蜂蜜调味。

功效：茯苓桂圆粥具有补脾益肾、健脾除湿、养心安神的作用,适用于心悸、失眠、健忘、贫血等症状。

禁忌：肾虚火旺者及孕妇不宜食用。

药膳

远志枣仁粥

远志枣仁粥是一道营养丰富、口感清香的
粥类药膳，尤其适合干燥的秋冬季节食用。

材料

远志肉 10 克
炒枣仁 10 克
粳米适量

做法

01 将粳米淘洗干净放到锅中，加入适
量清水。

02 将清洗好的远志肉、炒枣仁放入
锅中。

03 大火烧开后转为小火，煮至粥熟。
可作为晚餐食用。

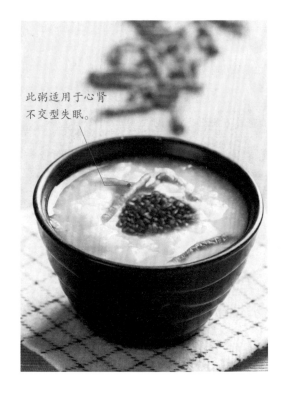

此粥适用于心肾
不交型失眠。

🥣功效：远志枣仁粥具有健脑益智、
滋补肝肾、宁心安神的作用，适
用于心血不足和老年人血虚所致
的惊悸、健忘、不寐、多梦等症状。

⚠ 禁忌：阴虚火旺者慎服。

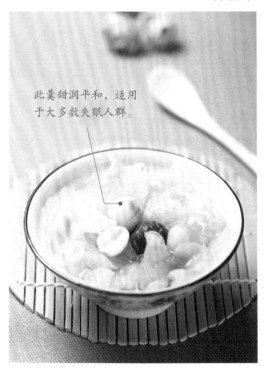

此羹甜润平和，适用于大多数失眠人群。

药膳
银耳莲子羹

银耳莲子羹是一道传统的中医药膳，以莲子、银耳作为主料，辅以冰糖调味，羹浓味甜，口感润滑，适合各年龄段的人群食用。

材料

莲子 50 克
银耳 20 克
大枣 5 枚
冰糖适量

做法

01 将银耳、莲子、大枣清洗干净，放到冷水中浸泡 20 分钟。

02 银耳泡发后，切掉结头，撕成小片状（单片越小，越容易出胶）。

03 莲子去心。

04 将上述材料放到锅中熬煮。

05 出锅前，可放入适量冰糖调味，冰糖煮化后即可出锅。

功效：银耳莲子羹具有养心安神、清热助眠、补气养血的作用，能缓解心悸、失眠等症状。

⚠ 禁忌：脾胃虚寒者应少吃。

药膳

糯米小麦粥

糯米小麦粥取材简单，是一道十分家常的
养生粥。糯米可温补脾胃，小麦可养心除烦，
尤其适合脾胃虚弱者食用。

材料

小麦 10 克
花生仁 15 克
大枣 2 枚
糯米适量

做法

01 小麦、糯米分别淘洗干净；大枣洗
净、泡软并去核。

02 小麦用水浸泡 1 小时；糯米用水浸泡
4 小时。

03 花生仁洗净，用水浸泡 4 小时。

04 锅置火上，倒入适量清水烧开。

05 放入小麦、大枣、花生仁大火煮沸，
再放入糯米，转小火熬煮 30 分钟。

06 米烂粥熟时即可出锅。

🥣 功效：糯米小麦粥具有养心安神、
除烦助眠、补气血的作用。

⚠ 禁忌：糖尿病患者一定要控制好摄
入量。

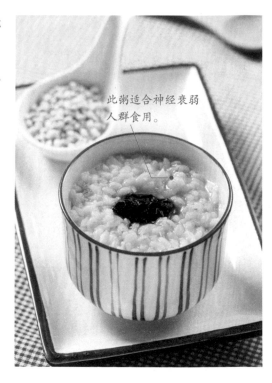

此粥适合神经衰弱
人群食用。

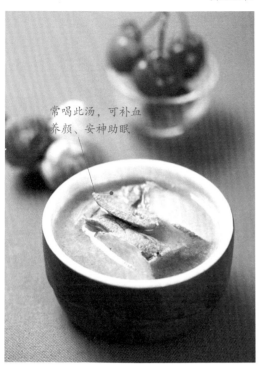

常喝此汤，可补血
养颜、安神助眠。

药膳

酸枣仁猪肝汤

酸枣仁猪肝汤是一道以酸枣仁和猪肝为主要原料，辅以多种保健中药的药膳，具有较好的养生功效。

材料

酸枣仁 15 克
猪肝 300 克
玉竹 3 克
川芎 3 克
大枣 5 枚
陈皮 3 克
姜 10 克
料酒适量
盐适量

做法

01 大枣洗净、泡软并去核；姜切片。

02 猪肝切大块，用料酒腌泡后洗去血水。

03 锅中倒入 1,000 毫升清水，以中小火熬煮酸枣仁。

04 以酸枣仁煮的水作为底汤，将玉竹、川芎、大枣、陈皮倒入锅中。

05 小火熬煮 1 小时后，放入猪肝煮熟，添加姜片、料酒及盐调味即可。

🥣 功效：酸枣仁猪肝汤能够养心安神、镇静助眠、养肝明目。

⚠ 禁忌：对酸枣仁过敏或肝肾功能不全者不适合喝此汤。

药膳

柏子仁猪心汤

柏子仁猪心汤口感鲜美、营养丰富，是一道传统养生药膳。需要注意的是，其主要材料柏子仁有润肠通便之效，因此，腹泻患者不可食用。

材料

猪心 1 个（约 150 克）
柏子仁 10 克
姜 3 克
盐适量
料酒适量
胡椒粉适量

做法

01 用清水将柏子仁洗干净，放到温水中浸泡后，用纱布包裹扎紧。

02 水烧沸，将猪心放进水中焯去血水，捞出后冲洗干净。

03 猪心切片；姜切片。汤锅加水 800 毫升，大火烧开后倒入猪心片、柏子仁、姜片和少许料酒。

04 大火煮开后转小火煮 20 分钟，加入胡椒粉和盐，再煮 5 分钟即可。

🥄功效：柏子仁猪心汤具有养心、安神、补血、润肠的作用，适用于心血亏虚引起的心慌、失眠、多梦等症状。

⚠ 禁忌：脾胃功能差者不宜食此汤。

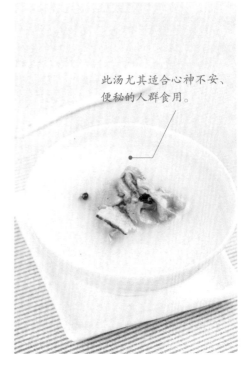

此汤尤其适合心神不安、便秘的人群食用。

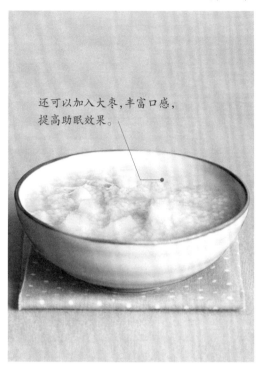

还可以加入大枣,丰富口感,提高助眠效果。

药膳

山药麦冬小米粥

山药麦冬小米粥是一道营养价值与药用价值兼备的美食,其口感润滑清甜,十分适口,男女老少皆可食用。

材料

麦冬 10 克
山药 50 克
小米适量
冰糖适量

做法

01 麦冬洗净,煎汤,去渣取汁。

02 山药洗净,除去外皮,切块。

03 淘洗小米,放入锅中,加适量水煮至半熟,倒入麦冬汁和山药块。

04 加入适量冰糖调味,煮至粥稠即可盛出。

功效:山药麦冬小米粥具有健脾和胃、滋阴清热、清心安神的作用,能够调节体内阴阳平衡,改善睡眠状况。

禁忌:糖尿病患者不宜多吃。

药膳

虫草神仙粥

虫草神仙粥是一道滋补的粥品。虫草本身就具有很高的药用价值，可以辅助治疗神经衰弱，改善睡眠状况，而人参、茯苓、麦冬也都具有安神的效果，被失眠长期困扰的人可以食用此粥补养身体。

材料

虫草 3 克
人参 3 克
茯苓 3 克
麦冬 3 克
黑米适量
冰糖适量

做法

01 将黑米淘洗干净，加入适量水，煮至半熟。

02 将虫草、人参、茯苓、麦冬分别清洗干净后，放入锅中。

03 煮至粥稠加入适量冰糖调味，糖溶即可盛出。

🥣 功效: 虫草神仙粥具有宁心安神、润燥止咳、补肺益肾的作用，可以缓解心胸烦热、惊悸、失眠等症状。

⚠ 禁忌: 儿童、孕妇及阴虚火旺者不宜食用此粥。

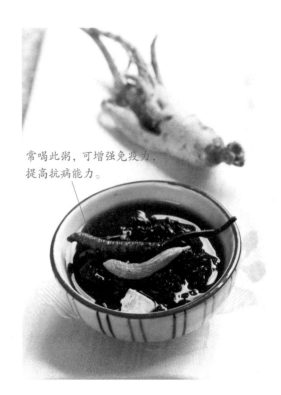

常喝此粥，可增强免疫力，提高抗病能力。

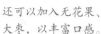

还可以加入无花果、
大枣，以丰富口感。

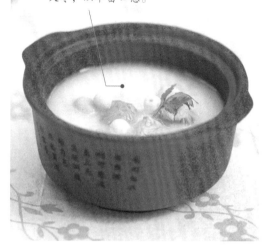

药膳

莲子芡实猪瘦肉汤

莲子芡实猪瘦肉汤是一道传统家常汤品，食材易得，做法简单，口味以咸鲜为主。莲子能够安神养心，芡实能够补脾益气，此汤适用于日常滋补。

材料

莲子 30 克
芡实 20 克
猪瘦肉 300 克
盐适量
香菜叶适量

做法

01 将猪瘦肉洗净，切成小块备用。

02 将莲子和芡实分别用温水泡软。

03 将莲子、芡实、猪瘦肉一同放入汤锅中，加适量清水熬煮。

04 大火煮沸后，改用小火。

05 撇去浮沫，煮至肉烂，出锅前加入盐调味，撒上香菜叶即可。

🥣 功效：莲子芡实猪瘦肉汤具有健脾和胃、补中益气、养心益肾的作用，适用于神经衰弱、夜睡梦多、肾虚腰痛等症状。

⚠ 禁忌：大便秘结者不宜食用此汤。

药膳

小麦黑豆夜交藤汤

小麦黑豆夜交藤汤具有很高的营养价值，
含丰富的蛋白质、矿物质，其中，夜交藤
是一味安神药，具有很高的药用价值。

材料

小麦 60 克
黑豆 30 克
夜交藤 15 克

做法

01 将夜交藤清洗干净，用温水浸泡一
段时间。

02 将小麦、黑豆分别淘洗干净。

03 在锅中倒入适量清水，将上述材料
依次放入锅中，煎汁服用。

🥣 功效：小麦黑豆夜交藤汤具有养心
益肾、补血安神的作用，能缓解神
经衰弱、心肾不交引起的失眠。

⚠ 禁忌：脾胃虚寒者不宜饮用此汤。

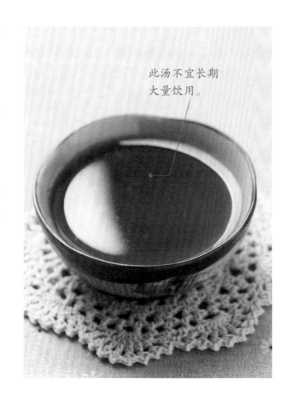

此汤不宜长期
大量饮用。

药膳

鲈鱼五味子汤

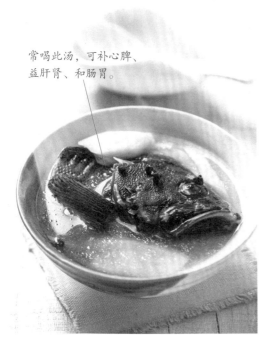

常喝此汤，可补心脾、益肝肾、和肠胃。

鲈鱼五味子汤口感滑嫩，口味咸鲜，是一道非常受欢迎的中华美食。其中五味子能够益气生津、补肾宁心，鲈鱼能够补五脏、和肠胃，本汤药食相合，可补心脾、益肝肾，有利睡眠。

材料

鲈鱼1条
五味子6克
姜3克
葱适量
料酒适量
胡椒粉适量
盐适量

做法

01 将鲈鱼去鳞、去鳃，掏出内脏，洗净备用。

02 五味子洗净后，浸泡于水中备用。

03 葱切段；姜切片。

04 将鲈鱼放入锅中，再放入五味子、料酒、葱段、姜片、盐，倒入适量清水。

05 煮至鱼肉熟烂，放入胡椒粉调味后，即可出锅。

🥣 功效：鲈鱼五味子汤具有健脾养胃、安神定志的作用，对于心脾两虚、肝肾不足引起的心慌心悸、失眠多梦等症状有一定的缓解作用。

⚠ 禁忌：霉变的五味子不可食用。

药膳

茯苓贝梨汤

茯苓贝梨汤是民间润肺止咳的食疗良方。
茯苓安神宁心，川贝母清热润肺，饮用此
汤对呼吸系统、泌尿系统、消化系统都有
一定的保养作用。

材料

茯苓 15 克
川贝母 10 克
梨 1~2 个
蜂蜜适量
冰糖适量
枸杞 6 克

做法

01 茯苓洗净，切成小块。

02 川贝母洗净；枸杞洗净并浸泡备用。

03 梨洗净，去蒂，切成块。

04 将茯苓和川贝母放入锅中，加入适
量水，用中火煮熟。

05 加入梨、蜂蜜、冰糖、枸杞，继续
煮至梨熟，出锅即成。

咳嗽、痰多者宜饮用此汤。

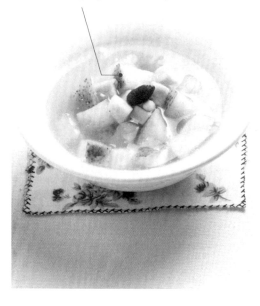

🍲 功效：茯苓贝梨汤具有健脾和胃、
宁心安神、润肺止咳的作用，可以
缓解肺部不适，调理脾胃，改善失
眠和焦虑的症状，提高睡眠质量。

⚠ 禁忌：脾胃虚寒者及阴虚火旺者不
宜饮用此汤。

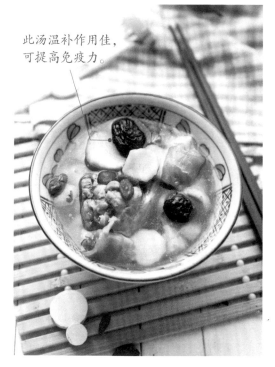

此汤温补作用佳，可提高免疫力。

药膳

花胶茯苓鸡汤

花胶茯苓鸡汤具有较高的营养价值，温补效用佳，富含丰富的胶原蛋白，可以养颜滋阴，是一道非常适合女性滋补的汤品，其他体质虚弱的人日常饮用此汤也可以调养体质。

材料

鸡肉 100 克
花胶 15 克
茯苓 15 克
枸杞 6 克
蜜枣 2 枚
淮山药块 30 克
盐适量

做法

01 花胶切成小块，用冷水浸泡一夜。

02 鸡肉清洗干净，去血水。

03 锅内放适量的水，烧开后将鸡肉放入锅中，烫煮 1~2 分钟，用冷水冲洗干净。

04 在炖盅中加入适量清水，把鸡肉和清洗干净的枸杞、蜜枣、淮山药块、茯苓、花胶一同放进炖盅。

05 炖盅盖上盖子，放到炖锅中，炖锅放入一定量的水，慢炖 4 小时后，滤去浮油，加入盐调味，即可出锅。

功效：花胶茯苓鸡汤具有健脾和胃、利水消肿、宁心安神的作用，可以增强免疫力，提高睡眠质量。

禁忌：胃溃疡、肾炎患者不宜饮用此汤。

饮食吃得"好",才能睡得香

睡眠质量在一定程度上其实是身体状况的一种直观体现。一个相对健康的身体自然更容易拥有较高质量的睡眠,而身体健康与否,又与我们日常的饮食息息相关。可以说拥有良好睡眠质量的前提之一就是合理、健康的饮食习惯。

合理安排三餐,不让食物成为睡眠负担

一日三餐,说来简单,但是很多人并不能做到规律、合理地进餐。长期错误的饮食习惯最终会对身体造成损害。

在不良的饮食习惯下,首先受到损害的就是我们的肠胃。中医讲肠胃不和会造成食欲减退、睡眠不安,而这也是很多年轻人失眠的主要原因之一。

关于用餐时间,其实并没有严格的规定,我们只需要配合自身的作息时间,进行规律而有节制的进餐即可。不过,需要注意的是,两餐之间的间隔时间不要太长,也不要太短。时间太长,胃酸可能会对胃产生刺激;时间太短,则容易造成积食。

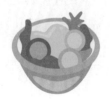
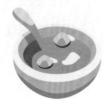
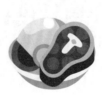
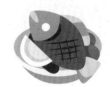

饮食不善的影响

不良的饮食习惯会带来一系列肠胃问题，如果吃得太快，咀嚼不到位，食物就不能得到充分的消化分解，进而加重肠胃负担。如果饮食过于油腻，会导致胃部分泌过多胃酸，长此以往会导致胃溃疡。

我们还需要格外注意每顿饭的热量，只有摄入合理、充足的热量，才能维持身体的高效运转，从而打好坚实的睡眠基础。一日三餐合理的热量配比为 3:4:3，当然，因为存在个体差异，我们也可以根据一天的劳动强度，或者体力消耗的情况进行调整，在不对身体造成额外负担的同时达到补充体力的目的。对于习惯早睡的人群，应适当降低晚餐的热量比例。

早餐是一天中的第一餐，是极为重要的一餐，也是很容易被人们忽视的一餐。早餐要注意吃得有营养，多吃富含蛋白质、碳水化合物的食物，同时也要摄入适量的脂肪。午餐是承上启下的一餐，经过一上午的工作，早餐提供的能量基本上已经被消耗完了，而下午还要继续工作，因此，午餐需要补充足够的热量来保持工作效率。晚上的运动量一般较少，热量消耗较少，进食过多容易导致热量过剩，所以晚餐适合进食一些饱腹感强、热量低的食物，比如粗粮和一些富含膳食纤维的食物。

温馨提示

虽然我们总说，早餐要吃好，午餐要吃饱，晚餐要吃少，但是要注意适量，午餐不可过饱，晚餐也不可过少。另外，饮食还要注意营养均衡。

吃对晚餐，轻松拥有好睡眠

作为最接近睡眠时间的一顿饭，晚餐的情况对我们的睡眠质量
有着重要的影响。

晚餐最好只吃七分饱：一般情况下，晚餐后的活动量较少，能量消耗也较低，晚餐吃得过饱会加重肠胃的负担。另外，睡眠时肠胃蠕动速度会变慢，如果这时胃部还积存很多未被消化的食物，会导致我们较难入睡。

晚餐时间不能太晚：除了要注意晚餐的进食量，还要注意不能吃得太晚，否则同样会导致睡眠时肠胃负担过重。另外，根据相关研究，人体的排尿高峰一般在饭后4~5个小时，如果晚餐进食太晚，排尿高峰期就会处于我们的睡眠时间，尿液潴留在膀胱中，久而久之容易形成尿路结石。尿路结石会使人出现尿急、尿频、腰痛的症状，也会影响睡眠。

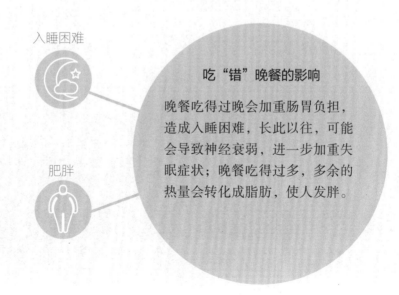

入睡困难

肥胖

吃"错"晚餐的影响

晚餐吃得过晚会加重肠胃负担，造成入睡困难，长此以往，可能会导致神经衰弱，进一步加重失眠症状；晚餐吃得过多，多余的热量会转化成脂肪，使人发胖。

辛辣食物扰人清梦：很多人难以抵挡辛辣食物的诱惑，但这些食物对肠胃的影响很大，会刺激胃肠道，使胃部产生灼烧感，导致胃不舒服，继而影响我们的睡眠。另外，辣椒中含有辣椒素等刺激性物质，会导致心跳加快、体温升高，让我们保持较长时间的兴奋感，从而造成入睡晚和睡眠质量不高的后果。

产气食物影响睡眠：在晚餐中，我们应尽量少吃产气类食物。产气类食物与一定量的肉类食物同食，经肠道细菌充分发酵之后，会产生较多硫化氢、氨气，如果

辛辣食材

辣椒、胡椒、大蒜等。

产气食物

水果：西瓜、芒果、香蕉等。
蔬菜：西蓝花、萝卜、芹菜等。
谷类：土豆、红薯、玉米等。

一时排不出去，蓄积在肠道之中，便会引起胃肠道胀气、消化不良等不适症状，从而导致我们入睡困难。

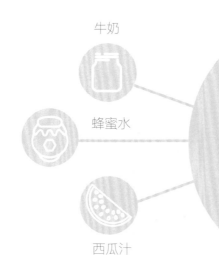

牛奶

蜂蜜水

西瓜汁

吃得过辣要护胃

辛辣食物会刺激胃黏膜，导致胃部疼痛，我们需要做一些补救措施，以减轻对身体的损害，如喝牛奶、酸奶、蜂蜜水，或将西瓜、苹果等含果糖较高的水果榨成汁饮用，直接食用上述水果也可缓解胃部不适。

咖啡因类食品让你在夜晚更清醒：咖啡因是一种十分有效的中枢神经兴奋剂，很多人在日常工作中会摄入一些含有咖啡因的食品来帮助自己保持清醒、恢复精力，这与我们在睡觉前降低大脑兴奋度的需求背道而驰。另外，咖啡因会刺激肾脏，增加排尿量，因此，我们应避免在睡前进食这类食品。不过，不可否认的是，含咖啡因的食品，也会刺激胃酸的分泌，促进胃肠的蠕动，增强胃肠的消化功能，我们要注意适时适度，进食不可太晚，也不可过量。

酒精类饮品影响深度睡眠：很多人在出现失眠的症状后，会选择在睡前喝一杯含酒精的饮品，帮助自己快速进入睡眠状态。酒精的确具有一定的镇静作用，能够缩短睡眠潜伏期，这一作用的强度取决于血液中的酒精含量。研究表明，人们在短短几天的时间内就会对这一镇静作用产生耐受性，最终，我们的身体会需要更多的酒精来达到促进睡眠的目的，而这则可能导致更大的问题，例如酒精依赖。另外，酒精虽然在一定程度上可以帮助我们快速入睡，但同时也会影响我们的睡眠质量。当饮用了过量的酒精类饮品时，酒精就会抑制夜间的快速眼动睡眠（REM），而 REM 的减少，则会引发 REM 反弹效应，简单来说就是让人频繁做梦，醒来也会更累。

咖啡因类食品

红茶、咖啡、巧克力、奶茶等。

酒精类饮品

啤酒、白酒、葡萄酒、果酒、伏特加等。

夜宵是睡眠健康的"隐形杀手"

夜宵是在每日三次正餐之外，于晚间安排的加餐。吃夜宵的时间一般在晚上9点之后，而这一时间肠胃的消化功能正在逐渐减弱，代谢的速度也降低了许多，这时进食，会给身体造成非常大的负担。为了保证充足的睡眠时间，在睡前3小时内就需要尽量避免进食了。

《黄帝内经》写道："阳明者胃脉也，胃者六腑之海，其气亦下行。阳明逆，不得从其道，故不得卧也。"健康的肠胃是高质量睡眠的基础之一，因此我们应培养良好的用餐习惯，如果没有特殊的情况，就不要吃夜宵了。如果不得不吃夜宵，要注意不可吃得过饱，也不要在吃完之后立刻躺下，否则会影响睡眠质量。

温馨提示

如果夜宵吃了很多，可以选择在餐后半小时散散步或适当服用一些帮助消化的药物。需要注意的是饭后不宜进行剧烈运动，以免影响消化。

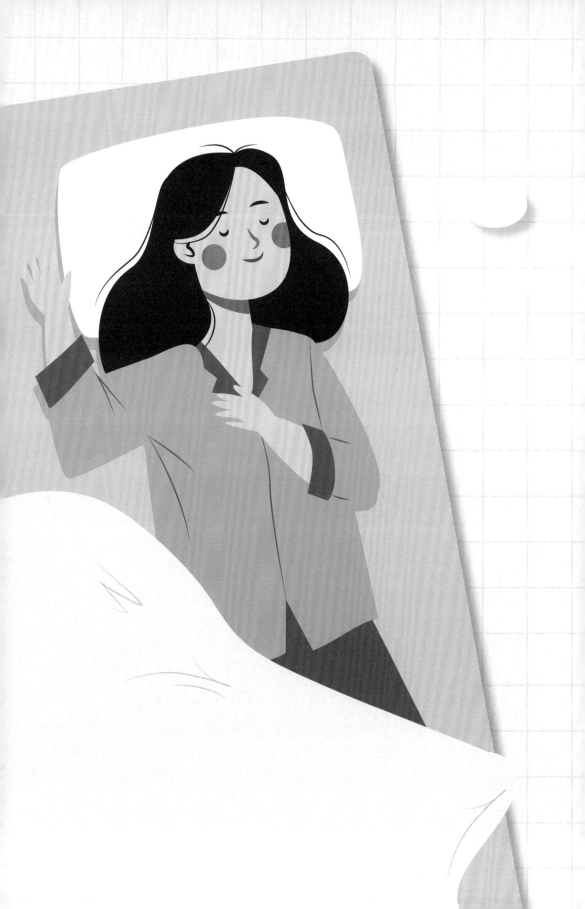

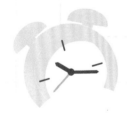

第四章

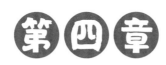

中医助眠有方，
远离失眠困扰

中医将失眠称为"不寐"，无论是入睡困难，还是多梦易醒，都可以在中医体系中找到相应的缓解办法。

中医睡眠养生之道

在中医理论中，睡眠与养生相辅相成，不可以抛开其中一方，去空谈另一方，可谓于睡眠中养生，再用养生来反哺睡眠。

《黄帝内经》与四时睡眠

《黄帝内经》中提到，春夏秋冬四个季节各有各的特点：春温春生，夏热夏长，秋凉秋收，冬寒冬藏。按照"春夏养阳，秋冬养阴"的养生原则，四时养生各有侧重，人们的睡眠情况也要顺应四时之气，以便调养自身的精神情志。

春天是万物复苏的季节，"天地俱生，万物以荣。夜卧早起，广步于庭"。此时万物生发，草木欣欣向荣，我们应顺应春生之气，晚睡早起，舒缓身心，夯实春天养生的基础。

夏天是草木繁茂的季节，"天地气交，万物华实。夜卧早起，无厌于日"。夏天昼长夜短，气候炎热，人体阳气旺盛，应晚睡早起，用充足的活动将过盛的阳气疏泄出来。

秋天是草木成熟的季节，"天气以急，地气以明。早卧早起，与鸡俱兴"。此时应当早睡早起，以舒缓秋天劲急之气，减轻对身体的影响。

冬天是万物生机潜伏闭藏的季节，"水冰地坼，无扰乎阳。早卧晚起，必待日光"。此时应当早睡晚起，等到太阳出来再起床，以免扰动阳气，这就是与冬藏之气适配的养藏之法。

早晚以时，先睡心，后睡眼

南宋理学家蔡元定的《睡诀铭》写道："睡侧而屈，觉正而伸，勿想杂念。早晚以时，先睡心，后睡眼。"意思是侧身睡觉时要屈曲身体，仰面睡觉时要伸展身体，睡觉前要排除杂念，宁心静气。按时睡觉，先让心思、意念"睡着"，再让身体睡着。

"睡侧而屈，觉正而伸"是对睡觉姿势提出的要求，它可以帮助我们在睡觉时更好地放松肌肉，有利于血液的循环和呼吸的畅通。

"勿想杂念"是对睡前准备的要求，我们在睡觉前一定要排除杂念，胡思乱想会让我们越来越清醒，失去睡意。

"早晚以时"是对睡觉时间的要求，强调按时睡觉、规律作息是保证睡眠质量的前提，日常如果可以保持按时睡觉，就能够让身体适应这一入睡时间，逐渐形成生物钟，我们更容易在这一时间睡着。

"先睡心，后睡眼"是对入睡流程的要求，在心境不宁的情况下，强行闭眼，也不过是假寐，这是对睡眠时间和状态的无意义的消耗，所以我们要先让心静下来，身体自然会顺理成章地入睡。

《睡诀铭》仅用 22 个字就高度概括了对睡觉姿势、睡前准备、睡觉时间、入睡流程的要求。据传朱熹曾饱受失眠的困扰，后来使用了《睡诀铭》中所写的方法，便能安然入睡了。

眠作狮子卧

孙思邈《千金方》中写道："行作鹅王步，语作含钟声，眠作狮子卧。"认为较健康的睡眠姿势是"狮子卧"，"狮子卧"也就是右侧卧位，这与现代医学的建议不谋而合。

在所有的睡姿中，侧卧位是一种被广泛认为具有多种益处的睡姿。不过我们的身体左侧有心脏和胃，因此采取左侧卧位时，会对心脏和胃造成压迫，从而妨碍心脏的扩张和收缩，影响心脏的供血及血液回流，并使人体消化功能下降，以致于在睡醒后可能会感觉身体不适。

相对来说，右侧卧位会更健康一些。采取右侧卧位不会对心脏造成压迫，也不会影响胃肠道的消化功能，有利于胃的排空。

婴儿尤其适合这一睡姿，这是因为婴儿的消化功能还不健全，容易发生胃食管反流现象，右侧卧位可以有效减少这类情况的发生。易打鼾的中老年人和患有胃炎、消化不良、胃下垂的患者也应尽量选择右侧卧位。不过，长时间保持同一个姿势并不现实，可交替采用多种睡姿。

原则上来讲，没有完全正确的睡姿，只有相对适合自己的睡姿，我们需要根据自身情况进行调整。不同的人群有不同的睡姿选择，选对睡姿，才能让我们拥有高质量的睡眠。

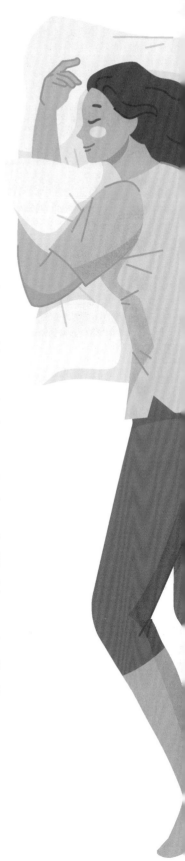

食饮有节，起居有常

《黄帝内经》中提到："上古之人，其知道者，法于阴阳，知于术数，食饮有节，起居有常，不妄作劳，故能形与神俱，而尽终其天年，度百岁乃去。"认为养生的重点在于"食饮有节，起居有常，不妄作劳"，即饮食应有节制，起居应有规律，日常不可过度劳累。

具体来说，"食饮有节"是指饮食应有节制，既要控制好进食量，也要重视进食的品质。不要暴饮暴食，也不要吃太少，还要注意饮食的卫生和营养的均衡。"起居有常"是指要保持规律的作息时间，不要打破自然的睡眠节律，要保证充足的睡眠。"不妄作劳"是指不要过度劳累，要注意劳逸结合，避免过度消耗体力。

"食饮有节，起居有常，不妄作劳"同现代健康理念十分契合。例如，现代医学提倡合理饮食、适量运动、保持良好的作息时间等健康生活方式。可见，"食饮有节，起居有常，不妄作劳"不仅是古人的养生之道，也是现代人应该遵循的健康生活方式。

久卧伤气

《黄帝内经》中提到："五劳所伤：久视伤血，久卧伤气，久坐伤肉，久立伤骨，久行伤筋。是谓五劳所伤。"

意思是"久视"会导致身体的心血损耗，"久卧"会导致气虚气滞，"久坐"会导致肌肉失养，"久立"会导致骨骼损伤，"久行"会导致筋脉受伤。"五劳"的产生就是因为某种状态维持得过"久"。

卧、坐、立、行是我们最基本的体态，但是，长时间保持一种状态会对我们身体的相关部位造成损伤。因此，平时要注意适当调整自己的状态，避免长时间保持同一种姿势。一些贪睡的朋友要格外注意，适度的睡眠对我们的身体是有好处的，但如果过度卧床，反而会适得其反。

胃不和则卧不安

胃不和顺，人就不能安寝。

《黄帝内经》中提出："阳明者胃脉也，胃者六腑之海，其气亦下行。阳明逆，不得从其道，故不得卧也。"即"胃不和则卧不安"，也就是说，胃不和顺，人就不能安寝。在中医体系中，这是一个很重要的理论，历代医家以此为根据，将养胃作为治疗失眠的重要手段之一。

中医学认为，气和血是构成和维持人体生命活动的基本物质，胃功能健旺，通降调和，气血才会充盈，睡眠才能安稳。

事实上，身体上的任何不适都可能导致入睡困难，但胃部疾病较为常见，影响也就更加突出了。临床的案例同样也可以佐证上述说法，在对失眠症的临床调查中，失眠症常伴随着慢性胃炎、萎缩性胃炎、十二指肠球部溃疡、慢性结肠炎等疾病出现。

对胃的养护不能等到出现病症才提上日程，而是应从日常做起，这也正是《黄帝内经》所说的"上医治未病"。在日常饮食中，我们应改正不良习惯，注意营养均衡，适时适量，以维护胃部的健康。

可能导致失眠的胃肠疾病

反流性食管炎、消化不良、慢性胃炎、萎缩性胃炎、十二指肠球部溃疡、慢性结肠炎等。

夏不用露面卧，冬夜勿覆头

睡着之后，更要小心病邪侵体。

《千金方》中写道："夏不用露面卧，令人面皮浓，善成癣，或作面风；冬夜勿覆头，得长寿。"

"夏不用露面卧"不是说睡觉时不能露面，而是不能把身体暴露在外面。这是因为睡觉时，我们的皮肤处于较为舒张的状态，夏天天气炎热，容易让人放松警惕，人们更容易受到外界寒湿之气的侵袭，引发风癣、面瘫和其他皮肤问题以及呼吸道疾病。在夏天，很多人会选择开着空调或者电扇睡觉，切记不要贪凉，避免空调和电扇直吹。

"冬夜勿覆头，得长寿"，冬天天气寒冷，一些人习惯在睡觉时用被子盖住头，其实这是非常不好的习惯。人体十二经脉中，手三阳经和足三阳经均汇聚于我们的头部，头为诸阳之会，气血运行旺盛。被子蒙住头会影响阳气的流通和发散，头部出汗还会造成肌理舒张，身体很容易被冷气侵入。另外，头被盖住也会影响空气的流通，使得肺部不能及时呼吸到新鲜空气，影响睡眠质量。因此，冬天睡觉时不用被子蒙住头，是孙思邈笔下的长寿之道，也是我们追求高质量睡眠时需要注意的一点。

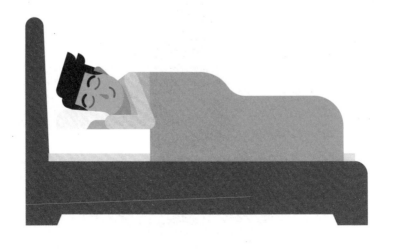

眠不北卧

睡觉时应尽量避免头部受寒。

《老老恒言》中说"首勿北卧，谓避阴气。"意思是睡觉的时候，头顶不要朝向北边，避开阴冷之气。《千金方》中也说："头勿北卧，及墙北亦勿安床。"意思是睡觉时，头不要朝北，床也不要靠着北侧放置。

古时候，大多数房子都是坐北朝南的，阳光不能通达整个房间，起居室北侧，相对会冷一些，晚上更加明显。冬季西北风盛行，在一些密封程度较差的房屋中，如果头顶朝北，更会直面冷风的冲击。

现代的房屋建筑与古代的房屋建筑不可同日而语，因此我们在睡觉时也少了一些顾虑，不至于完全否定某个朝向，不过我们可以从中提炼出一个道理，即睡觉时应尽量避免头部受寒。

睡觉时头部受寒可能会造成外感风寒和阳气受损。如果出现头部冷痛、鼻塞、流涕、咳嗽、咳痰等症状，此时需要遵医嘱，使用中药方剂进行调理，如麻黄汤、桂枝汤等。如果出现头痛、眩晕、耳鸣、眼花、失眠多梦、肢体麻木、畏寒肢冷、腰膝酸软、小便清长等症状，此时同样需要遵医嘱，使用中药方剂进行调理，如附子理中汤、真武汤等。

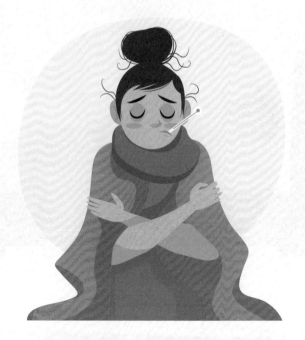

卧处不可当风

外感六淫，风邪为首。

《琐碎录》中提到："卧处不可当风，恐患头风，背受风则嗽，肩受风则臂疼。善调摄者，虽盛暑不当风及坐卧露下。"意思是说，在卧室内睡觉时不可吹风，否则会头疼，后背吹风会导致咳嗽，肩膀吹风会导致手臂酸痛。善于调养身体的人，即使在盛夏酷暑，也不会坐卧在风口之中、露水之下。

《黄帝内经》中也提到"风者，善行而数变""风者，百病之长也"，认为风邪伤人，变化无常，会诱发诸多病症。

有一定中医知识储备的人，应该都听过这样一句话——外感六淫，风邪为首。这是说在风、寒、暑、湿、燥、火六淫邪气中，风邪是主要的致病因素，比如感冒、鼻炎、偏头痛等常见病症，大多是因为风邪侵体。尤其对于抵抗力差、身体处于亚健康状态的人来说，很容易受到风邪的侵害，从而引发各种病症。我们在睡觉的时候，很容易被风邪乘虚而入，不利养生。

因此在睡觉时，建议选择避风的房间，调整窗户的开合，在保证通风的情况下，避免睡觉时吹到风。同时在使用空调、电扇等设备时，也要降低风速。另外还可以通过加强锻炼和注意饮食来增强身体的抵抗力，以更好地适应不同的气候环境。

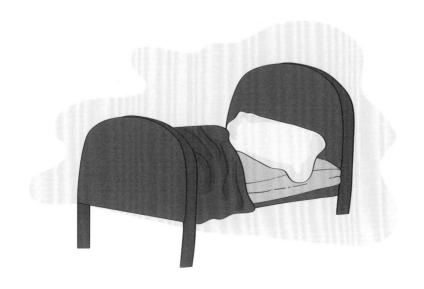

中医导引助睡眠

失眠的主要原因之一是身体的阴阳失调，想要获得好的睡眠，就应在身体保养上下功夫。

叩齿吞津

叩齿吞津是中医传统的养生方法之一。中医认为牙齿情况与身体健康情况息息相关，养护好牙齿有利于身体的健康。在这种理念下，叩齿吞津保健法应运而生。

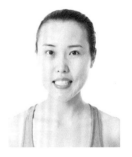

第一步：叩齿

全身放松，心神合一。上下牙齿有节奏地互相叩击，以轻轻敲击出声音为宜。一般以 36 次为佳，力度不必过重，以免对牙齿造成不必要的损伤。

第二步：吞津

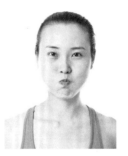

叩击后，用舌头在口腔内贴着上下牙床、牙面搅动，用力柔和自然，先上后下，先内后外，搅动 36 次。当感觉有津液（唾液）产生时，不要咽下，继续搅动，等唾液渐渐增多后，用舌尖抵住上腭以聚集唾液，鼓腮用唾液含漱数次，最后分 3 次徐徐咽下。

以上为 1 组完整的叩齿吞津保健法，可于每天早、中、晚各做 1 组，多做更佳。

叩齿催生津液，叩齿的动作可以让我们筋骨健壮，充盈我们的肾精；吞津可以调补五脏，维持五脏的平衡。每日坚持叩齿吞津，可以达到健脾补肾、强骨益脑、聪耳明目、安神宁心的目的。在入睡困难时，可以采用叩齿吞津的方法，以使自己安然入睡。

鸣天鼓

鸣天鼓是我国流传已久的一种自我按摩保健方法。此法最早出现于养生书籍《颐身集》之中，书中介绍动作要领：两手掩耳，即以第二指压中指上，用第二指弹脑后两骨做响声，谓之鸣天鼓（可祛风池邪气）。

第一步：两手掌心轻轻按住两耳外耳道，五指微微并拢，自然置于枕骨之上，然后以食指压在中指上，食指稍用力从中指滑下，轻轻敲击脑后枕骨30下。

第二步：掌心掩按外耳道，手指紧按脑后枕骨不动，再骤然抬离，这时耳中会出现类似放炮的声响，如此连续开闭放响9下。

以上算作1组，每次鸣天鼓可作3组，每日可做3次。

常做此动作，可缓解耳鸣、耳聋的情况。

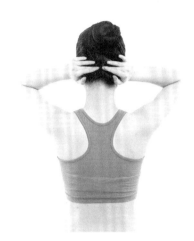

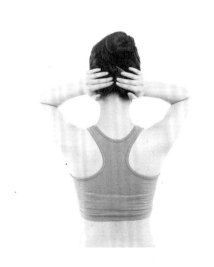

中医认为肾开窍于耳，耳通于脑，肾虚容易导致头晕、耳鸣。鸣天鼓这个动作有疏通肾经的作用，有利于人体排毒。肾经通畅，肾气充足，可以强身健体，延缓衰老。长期做鸣天鼓这个动作，可以起到调补肾元、强本固肾等作用。肾虚患者多有精神萎靡不振、睡眠不好的情况，睡前做鸣天鼓的动作可以改善睡眠质量。

揉腹保健

　　中医认为腹部是"五脏六腑之宫城，阴阳气血之发源"，按摩是中医传统的养生手法，也是自我保健的养生法，将二者结合起来，即揉腹保健。孙思邈曾写道："腹宜常摩，可祛百病。"可见在中医体系中对腹部按摩的重视。

　　揉腹保健法又称为"内壮法"，源自《易筋经》，人们可以通过一整套简单、轻柔的按摩动作，使内脏元气汇聚一处，达到通畅气血、强壮内气的目的。

预备式

　　铺平床铺，备好矮枕，脱衣松裤，仰面躺在床上，全身放松，凝神静气，调整呼吸至平稳状态，舌尖微微用力抵住上腭。

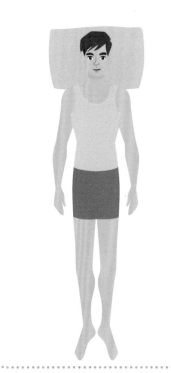

第一式：按摩心窝部

　　两手上提，手掌相叠，按在心窝部位（胸骨下缘较为柔软的部位，也就是我们称为心口窝的部位），顺时针方向做圆周运动，按摩21圈，再逆时针按摩21圈。

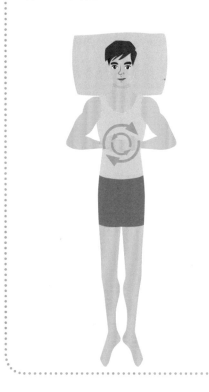

第二式：回环按摩腹中线及腹两侧

两手手掌，由心窝"顺摩而下"，即一边顺时针转动按摩，一边往下移，移至脐下耻骨联合处（即小腹下部毛际处），两手手掌由耻骨处向两边分开，一边按摩一边向上走，两手按摩回到心窝处，两手交接而止。循环做21次。

第三式：推按腹中线部位

两手指尖相接，由心窝腹中线部位向下推揉，直推至耻骨联合处，重复21次。

两手指尖相接从心窝向下顺揉，一边揉一边下移，揉至脐下耻骨处为止。

两手手掌自耻骨处分别向两边揉，一边揉一边上移，揉至心窝部两手汇合处为止。

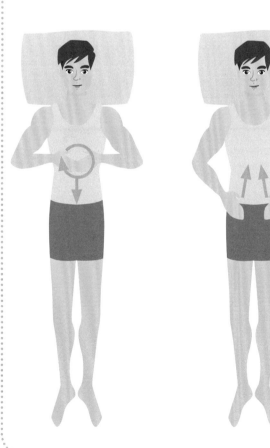

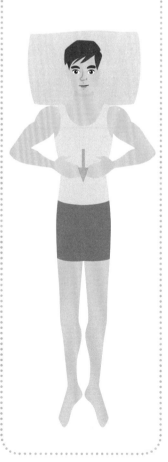

第四式：右手绕脐腹按摩

以右手，由上至左至下至右按顺时针方向围绕肚脐摩腹21次。

第五式：左手绕脐腹按摩

以左手，由左至上至右至下按逆时针方向围绕肚脐摩腹21次。

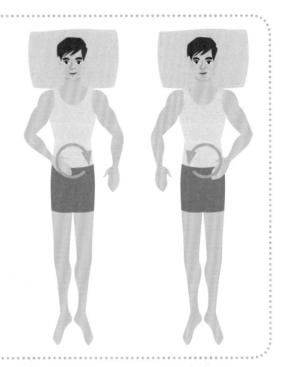

第六式：推按左侧胸腹

右手做叉腰状，置右边胁下腰肾处，大指向前，四指托后，轻轻捏住；左手中三指按在左乳下方部位，以此为起点，直推至左侧腹股沟（俗称大腿根）处，连续推按21次。

第七式：推按右侧胸腹

左手做叉腰状，置左边胁下腰肾处，大指向前，四指托后，轻轻捏住；右手中三指按在右乳下方部位，以此为起点，直推至右侧腹股沟（俗称大腿根）处，连续推按21次。

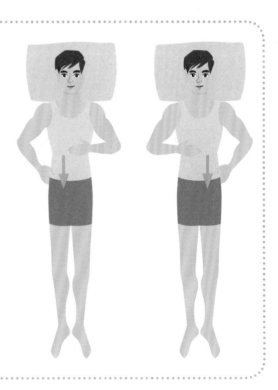

第八式：盘坐摇转

做完前面各式后，起身趺坐（亦称双盘），即双足交叠而坐。难以双盘者，也可采用"单盘"或自然盘坐姿势。

双手手指自然弯曲，分别按在两腿的膝盖上，双脚十趾也稍弯曲，肩胸部自左向前、由右向后摇转 21 次；再按前法自右向前、由左向后摇转 21 次。

摇转身体时，向左即将肩摇出左膝，向前即摇扶于膝上，向右即摇出右膝。无论向前弓腰还是向后撤身，都应以摇转充分为准，但要注意不能着急用力。

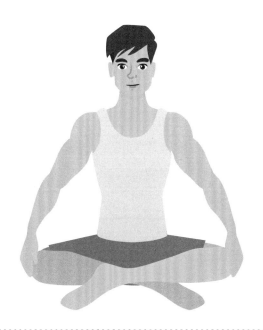

　　将一至七式的动作依次做完为 1 遍，每次应连做 7 遍。做完后，起身盘坐，按第八式摇转，左右各 21 次。

　　按摩腹部，可以疏通整个腹部的经络，促进大小周天循环，改善内脏器官功能，强健脾胃，促进肠胃蠕动，加快食物消化，缓解便秘症状。睡前按摩腹部，不需要做齐八式，只需对平常略有不适的身体部位进行按摩。围绕腹中线及两侧按摩，可以和缓肠胃，减轻失眠症状，同时在这个过程中，还有助于宁心静气，帮助我们慢慢进入睡眠状态。

耸肩和扩胸

颈部长时间处于僵直状态，会造成颈部肌肉劳损。很多上班族工作时都需要长时间面对电脑，而休息时间和通勤路上，也有不少人习惯玩手机来打发时间，因此肩颈问题在当今社会中十分普遍。

肩颈问题是一个为大家所熟悉，且易被忽视的问题。要知道，肩颈问题加重后，会引发颈椎病、肩周炎，出现头痛、耳鸣、恶心、心慌、上肢麻木、精细运动功能减退等症状，严重影响我们的日常生活。

耸肩扩胸的动作不受时间、地点的限制，日常坚持做，能够有效预防和缓解肩颈的酸痛不适，改善睡眠问题，提高心肺功能，改善胸背肌力平衡，防止胸椎侧弯。

耸肩运动动作要领如下：两足并拢，两肩上提至最高处，停留片刻，使肩头突然下落，此动作需做8遍。再以中等速度稍用力做耸肩动作，左右交替进行，共做50~100遍。耸肩运动是治疗肩周炎的重点疗法，能起到缓解肩痛的良效，还能缓解我们身体上的疲劳。

在日常生活中，每久坐1小时左右，就应站起来做做耸肩运动，活动一下肩颈。

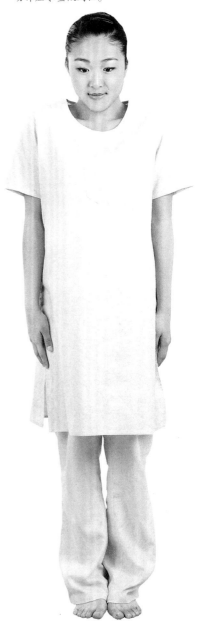

此动作不挑时间、地点，但要注意动作应尽量做到位。

相信大家对扩胸运动都不会很陌生。扩胸运动是以胸部内侧肌肉为中心展开的训练，日常中操作比较简单，其中较为常见的两种扩胸运动分别是转体扩胸运动和曲臂扩胸运动。

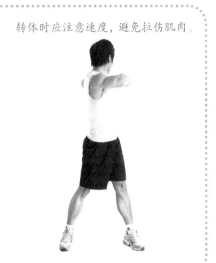

转体时应注意速度，避免拉伤肌肉。

转体扩胸运动动作要领如下：

1.两腿并拢，两手握拳，曲臂置于胸前。

2.左脚向左跨出一步，两脚距离略微比肩宽。

3.下身不动，上身向左、右转至极限的过程中，双臂保持弯曲状态，肘关节向外顶，回正身体时手臂还原成胸前曲臂状态。

4.进行左、右交叉转体。转体时吸气，还原时呼气。

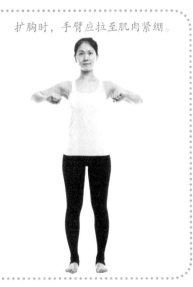

扩胸时，手臂应拉至肌肉紧绷。

曲臂扩胸运动动作要领如下：

1.站立时挺胸收腹，双臂自然下垂，两脚分开约与肩同宽。

2.弯曲两臂，置于胸前，保持与地面平行，掌心向下或握拳。

3.两臂分别用力向两侧侧后方摆动。扩胸时缓缓吸气，还原时缓缓呼气。

睡前做耸肩和扩胸运动，可以帮助我们拉伸肌肉，舒展肩颈，消解积累一天的疲乏感，开阔心肺，使我们的呼吸更加通畅，从而有效改善入睡困难的问题。

提踵颠足

　　提踵颠足是一套动作的两个部分，提踵即提起脚后跟，用前脚掌支撑身体。做提踵动作时，十个脚趾需用力抓地，两腿并拢，提肛收腹，两肩向下沉，挺直脖颈和脊背，将整个身体向头顶方向"提"起来，顶到最高点，体会头顶百会穴向上引领身体的感觉；向下颠足时，身体需尽量放松，轻轻咬牙，先缓缓下落一半，而后轻震地面，注意速度不可过快，用力不可过猛，以免损伤脚踝。

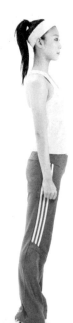

将身体尽量提高，全身重量落在前脚掌。

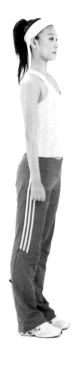

应保持身体正直，不可弯腰驼背。

　　提踵可以牵拉循行于腰背、腿部的膀胱经和肾经，颠足可以刺激足部反射区，促进下肢血液循环。日常坚持提踵颠足，可以起到锻炼膝关节和踝关节的作用，让我们的小腿肌肉更加紧实，达到瘦腿效果。对于长期久坐的人来说，可以缓解腰酸背痛的情况。

　　很多人因为肾虚、气血失调而长期受到失眠的困扰，提踵颠足可以补助肾气、补益气血，利于全身气血通畅，从而可以有效改善此类失眠问题。

吐纳提肛

吐纳术是一种古老的中医养生方法，在我国有着悠久的历史。人们可以通过调整呼吸的方式对身体和心理产生积极影响，从而使身体和精神达到平衡状态。经常吐纳可以缓解紧张情绪和精神压力，增强呼吸系统功能，提高免疫力。

提肛指有规律地往上提收肛门，然后放松，一提一放之间就是 1 次提肛运动。

吐纳提肛，顾名思义，就是将二者结合起来。

具体动作要领：平躺在床上，全身放松，双手重叠放在小腹部，吸气，腹部下陷的同时肛门收缩上提，此状态持续 5 秒钟；呼气，腹部鼓起的同时肛门放松，一吸一呼算作 1 次，重复 50~100 次后，即可休息。

中医认为肛门位于人体督脉上，提肛能够提升人体内的阳气、排除人体内的浊气，与吐纳结合在一起，能够强身健体，增强体质，起到很好的养生效果，即通过内部调养的方式来改善失眠的情况。

常做吐纳提肛的练习可以促进血液循环，预防和改善一些慢性病，中老年人、过度肥胖人群等都很适合做吐纳提肛的练习。不过需要注意的是，虽然吐纳提肛是一种简便实用的养生方法，但对于一些特定人群来说可能并不适用，例如患有严重心脑血管疾病和肛周炎的人。

八段锦调经络

　　经络不通，百病丛生。那么有没有什么运动可以畅通全身经脉呢？答案自然是肯定的。八段锦就是一种很全面的健身气功，具有柔筋健骨、畅通经脉、调和脏腑之效。其具体作用如下：

　　1. 促进血液循环，增强血管弹性，改善心肌供氧，有助于预防心血管疾病。

　　2. 刺激神经系统，提神醒脑，有助于提高记忆力。

　　3. 锻炼肌肉和骨骼，增强身体柔韧性和平衡感，有助于强健体魄，提高身体的抗病能力。

　　4. 调节呼吸系统，增加肺活量，有助于预防呼吸系统疾病。

　　5. 增强消化系统功能，改善肠胃不适，有助于预防肠胃疾病。

　　6. 增强免疫力，提高身体抵抗力，有助于预防感染性疾病。

　　总之，八段锦是一种非常实用的健身方法，具有多种保健作用，而且整套功法只有 8 个动作，易学易练，适合各个年龄段的人群练习。

第一式：两手托天理三焦

两脚距离略比肩宽，两臂自然垂于身侧。双手手指于身前交叉，掌心朝外。将双手缓缓上举至头顶，此时掌心应朝上，停留片刻后，双手分开，于身侧画半圆，回到初始位置，此动作可重复多次。运动时配合呼吸，上托时吸气，还原时呼气。

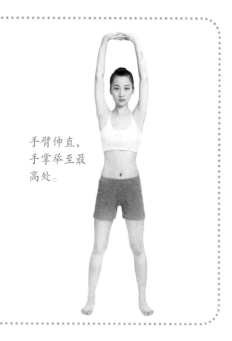

手臂伸直，手掌举至最高处。

第二式：左右开弓似射雕

自然站立，左脚向左侧跨出一大步，身体顺势扎
马步。两臂在胸前交叉划过，左手拇指与食指伸
直成八字撑开，左臂向左推出并伸直，头随着左
手的动作而动，目视左手，同时右手握拳，曲臂
向右平拉，作出拉弓状。停留片刻后，身体姿势
还原，左右互换，反复进行数次。曲臂拉弓时吸气，
还原时呼气。

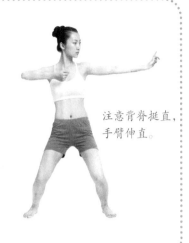

注意背脊挺直，
手臂伸直。

第三式：调理脾胃须单举

两脚距离略比肩宽，右手四指（除拇指外）并紧，
翻掌上举，指尖向左，掌心朝上，伸至最高点，
同时左手下按，指尖向前，掌心朝下。动作还原
后，双手交替进行，反复多次。上举下按时吸气，
还原时呼气。

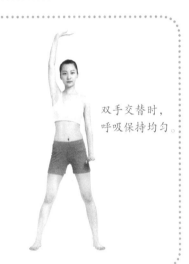

双手交替时，
呼吸保持均匀。

第四式：五劳七伤往后瞧

两脚分开站立，双手手掌紧贴腿旁，头部转动，
向左、右、后方观望。头部转动时吸气，还原时
呼气。

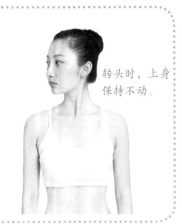

转头时，上身
保持不动。

第五式：摇头摆尾去心火

两脚分开站立，屈膝半蹲扎马步。双手分别搭在同侧大腿靠近膝盖的位置，虎口向内。上半身做圆环形转腰，转动数圈后，再反方向转腰。转腰的同时，适当摆动臀部。转腰时吸气，还原时呼气。

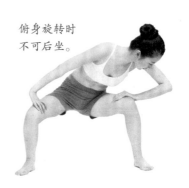

俯身旋转时
不可后坐。

第六式：两手攀足固肾腰

两脚距离略比肩宽，上半身向前躬身，保持双膝挺直，双手尽量向下碰触小腿或双脚，头略昂起。随后恢复直立姿势，同时两手握拳，抵于腰椎两侧，上身缓缓后仰，再恢复直立姿势。此动作可重复多次，运动时自然呼吸即可。

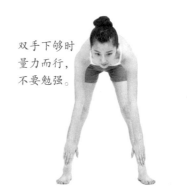

双手下够时
量力而行，
不要勉强。

第七式：攒拳怒目增气力

两脚分开站立，屈膝扎马步。两手握拳放在腰旁，拳心向上。右拳向前方缓缓击出，过程中转为拳眼向上，两眼睁大，向前虎视。左拳变掌，旋转一周，握固，收回右拳，击出左拳，左右交替进行。击拳时呼气，收拳时吸气。

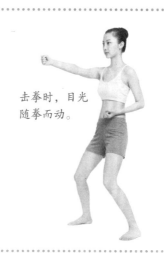

击拳时，目光
随拳而动。

第八式：背后七颠百病消

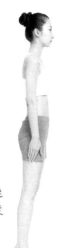

两脚并立，两膝伸直，踮脚，足跟并拢上提，离地数寸，体会全身上提的感觉。停留片刻后，足跟轻轻着地，反复进行。足跟提起时吸气，足跟着地时呼气。

足跟落地时速度要快，力度要轻。

温馨提示

应避免在身体不适或在过饱、过饥的状态下练习，同时在练习前 10~15 分钟应停止较剧烈的活动。

应尽量在空气比较新鲜、安静的场所进行练习。练习过程中，应保持呼吸顺畅，不要憋气，并按照正确的方法和姿势进行练习，避免因动作不规范而受伤。

练习时应穿着舒适、宽松的衣服，练习后需要休息一段时间再去做其他事情，避免立即吃饭、洗澡等。

练习八段锦要持之以恒，还应根据自身情况适当调整练习强度和频率，否则难以达到较好的保健效果。

古人的养生睡姿

现代人睡觉讲究舒服，怎么舒服怎么睡，古人则讲究在睡觉时养生。

还阳卧

还阳卧是道家养生动作，可在每天晚上入睡前练习。

具体动作要领：身体自然平躺，髋关节放松，两腿弯曲，小腿向内收，两脚心相对，脚后跟正对着会阴处。两手放于小腹处，掌心贴着腹部。

这个动作中两脚脚后跟、脚心、涌泉穴相对，肾经形成一个循环，下肢的经络能够得到疏通，尤其是对足三阴经中的肝经和肾经效果较好，对于肝经、肾经所主的疾病有一定的辅助治疗作用，可以使阳气和肾气充盈起来。这个动作还可以使大腿内收肌群受到牵拉，使盆底肌得到锻炼，缓解下肢肌肉的僵硬感、紧张感和疲劳感。每天坚持做 10~30 分钟，能够温肾益气、缓解疲劳、改善睡眠质量。

在入门阶段，做还阳卧的时间过长容易导致肌肉酸痛，应注意循序渐进。另外，虽然做还阳卧能够助眠，但是在刚接触时可能会令人亢奋，因此应在睡觉前 20 分钟结束动作，以免影响睡眠。

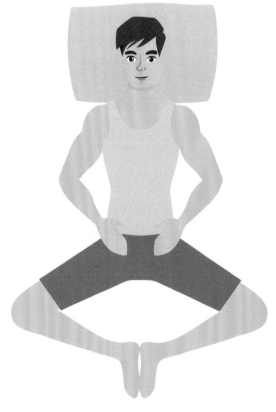

不要在进食后立即进行还阳卧。

混元卧

混元卧和还阳卧一样，都是道家传统的养生方法，相当于还阳卧的进阶版，我们要在还阳卧练习到一定程度时，再做混元卧。

具体动作要领：身体自然平躺，髋关节放松，两腿弯曲，小腿向内收，两脚心相对，脚后跟正对着会阴处。两手重叠或交叉，轻轻放在头顶上，手心对着百会穴。

混元卧与还阳卧的腿部动作一致，不同的是手部的位置，因而相比起来，前者除了同样能促进血液循环、补肾气，还有放松头部的作用，助眠效果会更加明显。

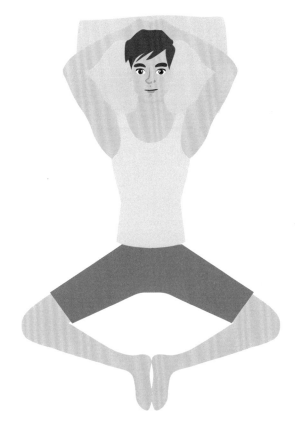

这个动作对髋关节的灵活性有一定的要求，髋越松，动作坚持的时间也就越长。所以我们在做这个动作时，可以用手将两腿向床面方向压，坚持一段时间后，就会感觉到腿部越来越轻松，甚至保持这一姿势睡整宿，也不是件难事了。

需要注意的是，如果存在髋关节、膝关节疾病（如关节炎、滑膜炎等）或近期腰部受伤的情况，应避免进行混元卧和还阳卧的练习，以免加重病情。

练习时要做好保暖，防止受寒。

三眠魂自安

"托踏应无病，三眠魂自安"出自清代雍正时期的总理事务大臣马齐所著的《陆地仙经》，其中的"三眠魂自安"讲的是睡眠保健法中的病龙眠、寒猿眠和龟息眠。

这三种睡姿都可以起到放松、舒缓身体和精神的作用，但为了更快入睡，在入睡前还应保持心静意定，缓缓吸一口气，再缓缓深呼气，将气吐尽，身心会随之而放松、平静下来。保持呼吸均匀绵长的状态，很快就可以睡着了。

病龙眠即侧身而卧，同时弯曲膝盖，使下肢处于相对放松的状态。这一姿势因模仿病龙蜷缩休息的姿态而得名。

侧身屈膝是病龙眠的重点，有助于预防腿抽筋。下肢伸直时，肌肉处于紧张状态，容易发生抽筋。而侧身弯腿时，下肢肌肉相对放松，可以在一定程度上预防小腿抽筋。这一姿势可以使身体各部位得到较好的支撑和放松，从而有助于改善睡眠质量，减少睡眠中的翻身次数和不适感。

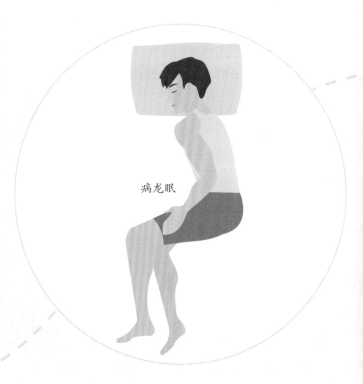

病龙眠

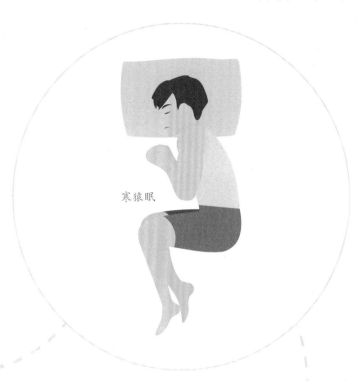

寒猿眠

寒猿眠即像寒冷时节的猿猴那样，蜷缩着身体入睡。具体的动作是将身体蜷缩起来，膝盖靠近胸部，与胸部的距离以腰背感到舒适为度。

这一姿势能够自然抻拉脊背，使脊椎关节及肌肉韧带得到放松。在晚上临睡前或早晨起床时，双手稍用力，保持抱膝而卧的姿势2-3分钟，还可以进一步缓解慢性腰背痛等症状。

龟息眠是指睡觉时侧身而躺，上身略微含胸，右腿微弯在下，左腿蜷曲在上，抬腿的幅度以感到舒适为度，双臂自然蜷曲置于胸前。

这一姿势可以让我们的骨盆微微向前扭转，对于预防、缓解盆腔瘀血很有帮助，同时对患有高血压、失眠和生殖系统疾病的患者也很有好处。

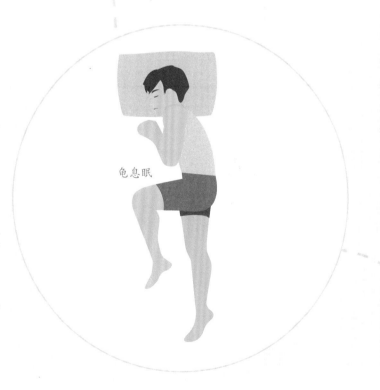

龟息眠

巧用穴位安神助眠

穴位是脏腑、经络之气血输注于体表的特殊部位，对特定穴位进行点按、揉捏、拍打，有利于安神助眠。

然谷穴

◎ 精准定位：在足内侧，足舟骨粗隆下方，赤白肉际处。

◎ 功效：按摩然谷穴可以起到降火除烦、清热利湿、补肾益精的作用，可以增强脾胃功能，缓解肾虚导致的失眠。

✋ 按摩方法：用拇指指腹用力按压然谷穴，产生一定酸胀感后，即可收回拇指，每侧按压 10~20 次即可。

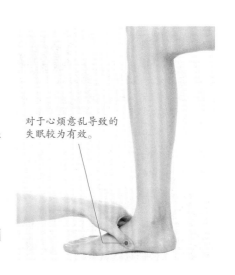

对于心烦意乱导致的失眠较为有效。

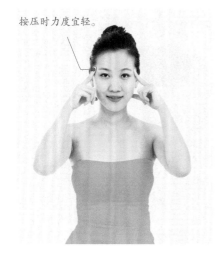

按压时力度宜轻。

太阳穴

◎ 精准定位：在头部，眉梢与目外眦之间，向后约 1 横指的凹陷中。

◎ 功效：按摩太阳穴可起到通络止痛、清肝明目的作用，经常按摩可促进大脑和眼部血液循环，改善头晕、目眩、偏头痛、失眠等症状。

✋ 按摩方法：用食指或拇指按压太阳穴，一次按压 3~5 分钟即可。

风池穴

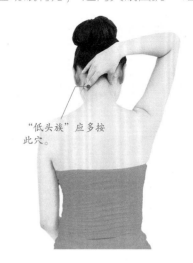

"低头族"应多按此穴。

- ⊙ 精准定位：在颈后区，枕骨之下，胸锁乳突肌上端与斜方肌上端之间的凹陷中。
- ⚙ 功效：按摩风池穴可起到清头明目、通利官窍的作用，经常按摩可改善头痛、眩晕、失眠等症状。
- ✋ 按摩方法：用双手食指和中指按压风池穴，也可以用单手拇指和食指、中指分别按压两侧风池穴，一次按压 3~5 分钟即可。

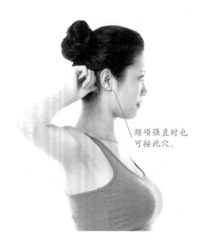

颈项强直时也可按此穴。

完骨穴

- ⊙ 精准定位：在头部，耳后乳突的后下方凹陷处。
- ⚙ 功效：按摩完骨穴可缓解失眠、头痛、咽喉肿痛等症状。
- ✋ 按摩方法：用双手食指或拇指按压完骨穴，一次按压 3~5 分钟即可。

失眠穴

- ⊙ 精准定位：位于足底跟部，足底中线与内、外踝尖连线相交处，即脚后跟的中心处。
- ⚙ 功效：按摩失眠穴可起到镇静安神的作用，经常按摩可以改善失眠及由失眠导致的头痛、眩晕、耳鸣等症状。
- ✋ 按摩方法：用拇指按揉失眠穴，一次按揉 3~5 分钟即可。

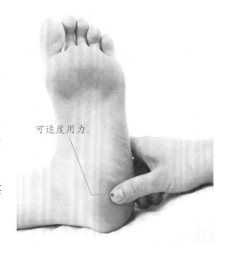

可适度用力。

气海穴

⊙ **精准定位**：在下腹部，脐中下 1.5 寸，前正中线上。

⚙ **功效**：按摩气海穴可起到补肾固精、调和气血、安神定志的作用，经常按摩此穴可改善虚脱乏力、月经不调、阳痿遗精、失眠多梦等症状。

🖐 **按摩方法**：掌心紧贴气海穴，顺时针按揉 100~200 次，再逆时针按揉 100~200 次。

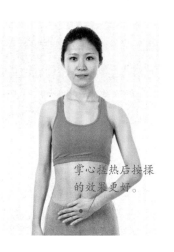

掌心搓热后按揉的效果更好。

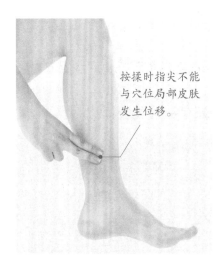

按揉时指尖不能与穴位局部皮肤发生位移。

三阴交穴

⊙ **精准定位**：在小腿内侧，内踝尖上 3 寸，胫骨内侧缘后际。

⚙ **功效**：按摩三阴交穴可起到滋阴健脾、补气益肾的作用，经常按摩此穴可调理失眠，改善消化不良、腹胀腹泻，以及女性月经不调、白带过多等症状。

🖐 **按摩方法**：以食指与中指指尖按揉三阴交穴，一次按揉 3~5 分钟即可。

安眠穴

⊙ **精准定位**：在耳后，翳风与风池两穴连线的中点。

⚙ **功效**：主治失眠、眩晕、头痛、心悸等症状。

🖐 **按摩方法**：以拇指指尖按揉安眠穴，一次按揉 3~5 分钟即可。

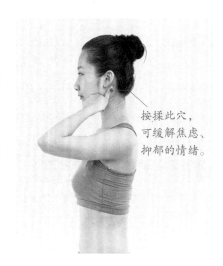

按揉此穴，可缓解焦虑、抑郁的情绪。

心俞穴

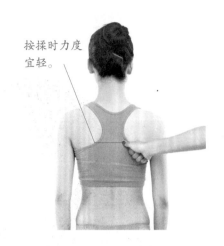

按揉时力度宜轻。

- ⊙ 精准定位：在脊柱区，第5胸椎棘突下，后正中线旁开1.5寸处。
- {⊙} 功效：按摩心俞穴可以起到通心脉、宁心神、调气血的作用，主治心脑血管系统病症，如心悸、失眠、健忘、神经衰弱等。
- 🖐 按摩方法：以拇指指腹按揉此穴，每次3~5分钟，每日按揉2次。

百会穴

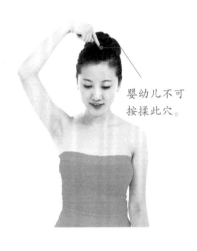

婴幼儿不可按揉此穴。

- ⊙ 精准定位：在头部，前发际正中直上5寸，或两耳尖连线的中点处。
- {⊙} 功效：按摩百会穴可以起到提神醒脑、升阳固脱的作用，经常按摩此穴可改善头痛、头晕、失眠、健忘、癫狂等症状。
- 🖐 按摩方法：以食指指腹按揉此穴，每次3~5分钟，每日按揉2次。

关元穴

- ⊙ 精准定位：在下腹部，脐中下3寸，前正中线上。
- {⊙} 功效：按摩关元穴可以调节气血、补肾培元，经常按摩此穴可以有效改善由于气滞血瘀所导致的神经紊乱、失眠、精力衰竭等症状。

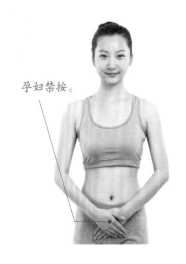

孕妇禁按。

- 🖐 按摩方法：双手交叠，以掌根为着力点，对此穴进行按揉，每次按揉2分钟左右，每日按揉2次。

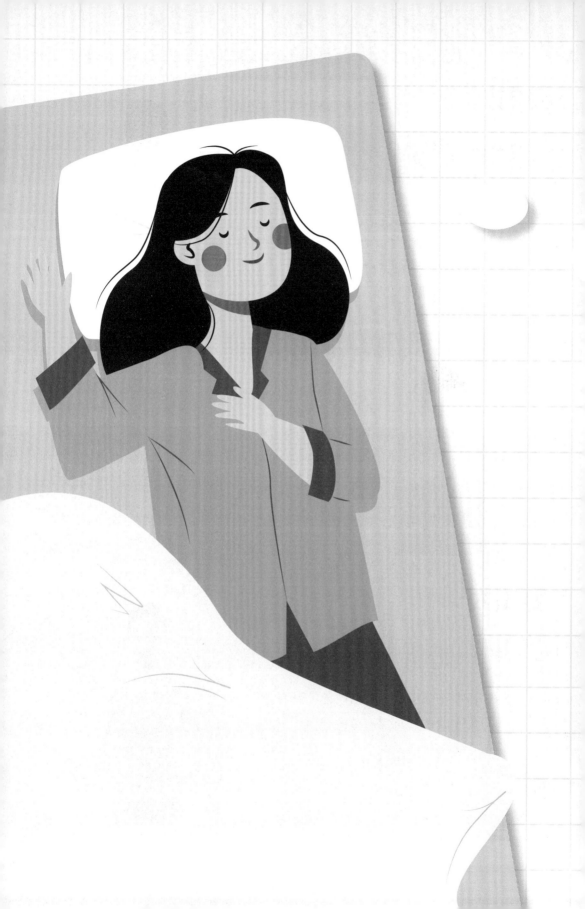

第五章

掌握睡前仪式，
提高睡眠质量

睡眠不是独立的项目，不是到点躺下就可以睡着的简单课题。在失眠问题日益泛滥的今天，我们有理由相信高质量的睡眠是建立在良好的睡前状态上的。

睡前的身心调摄

睡觉前的身心调摄对于我们的睡眠状态至关重要，将身心调摄到合适的入睡状态，睡眠质量自然有保障。

睡前避免情绪过激

我们都有这样的体验，如果在睡觉前心情起伏很大，不管是兴奋还是气愤，我们的心情都很难在短时间内平复下来，从而导致迟迟无法入睡，即使睡着了，也会睡不踏实，容易出现多梦、夜醒的情况。

这是因为在情绪过度波动的时候，大脑处于比较活跃的状态，大脑细胞兴奋性会增高，从中医角度来看，情绪激动还会引起气血紊乱，导致失眠。

在睡觉前，我们应放松心情，避免引发情绪波动的活动，比如打游戏、看恐怖视频、看比赛等。如果我们的心情已然经历了大起大落，就需要想办法平复自己的心情。

深呼吸：躺在床上，闭目凝神，深吸一口气，再慢慢吐出来，重复进行，让自己的注意力都凝聚在呼吸上，感受呼吸的节奏，慢慢将心神镇定下来。

构思故事：躺在床上，闭上眼睛，想象某个场景下，出现了哪些人，发生了哪些事情，不需要符合现实常理，随意发挥想象力，越天马行空越好。这也是转移注意力的一种方法，可以避免自己继续沉浸在过激的情绪里。

当然，还有很多情绪靠转移注意力也不能消化，比如难过、悲痛等无法用理智压制的情绪，就需要我们适当发泄、释放出来，否则带着情绪入睡，不仅影响睡眠质量，还会对我们的身心产生一定的负面影响。

睡前停止思考

睡觉前思虑过度也是人们失眠的常见原因之一。

睡觉前思考太多事情，会刺激大脑分泌过多的促清醒的激素，提高身体的兴奋性。这时候可能会出现心跳加快、血液加速流动的情况，最终导致无法正常入睡。而长时间的睡不着又会加重焦虑情绪，这就形成了恶性循环，加重了失眠的问题。

长期的睡前思虑过度一般有两种情况：第一种情况是一些人因为白天工作过多，睡前会思考第二天的工作或生活，以做出安排。第二种情况则是一些人躺下之后会习惯性地胡思乱想。

针对第一种情况的解决办法是把做计划的时间移到其他时间段。如果客观条件不允许，可以选择在上床前制定计划，不要把思考的事情带上床，相当于以躺下的动作做出一个分割来进入睡眠状态，躺下后就不要思考了。

针对第二种情况，可以调整胡思乱想的方向，不要去想具体的事情，将思考的事情回归到自身感受上，从头部到肩颈再到四肢，让思绪在身上缓缓流动，以排除多余的杂念。如果大脑中仍然有太多想法无法停止，可以尝试将它们写下来，这样可以让大脑感觉已经完成了思考任务，从而更容易进入睡眠状态。

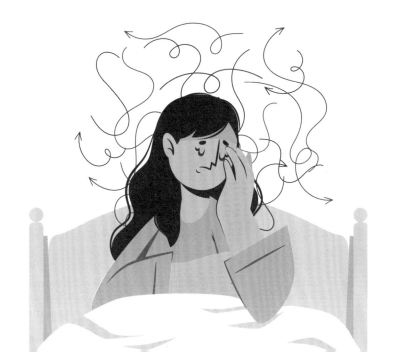

简单瑜伽调整身心

瑜伽的历史可以追溯到几千年之前，它是一种关于身体、心理以及精神的练习，我们当前接触的瑜伽跟古典瑜伽有所不同，更加强调修身养性，也更符合现代人的生活节奏和身体情况。

瑜伽体系中包括调身的体位法、调息的呼吸法和调心的冥想法，我们在睡前可以借助瑜伽放松身体、调整呼吸、安定心神，从而调整成适宜的入睡状态。

瑜伽中有着较为系统、精准的动作，能舒展我们身上每一处紧绷的肌肉和僵硬的关节，还可以增强身体的力量和柔韧度，以预防日常生活中意外伤害的发生。

常见的初、中、高级瑜伽体位有数百个，包括关节运动，如肩膀转动式、蜂雀式等；前弯姿势，如夕阳式、单腿交换伸展式；侧弯姿势，如三角伸展式、风吹树式等；后弯姿势，如轮式、弓式等，此外还有扭转姿势、倒立姿势、放松姿势等多种有益身心的体位。

在睡觉前，我们可以选择一些简单的动作进行练习，或者围绕身体上不适的部位做针对性的练习，以达到事半功倍的效果。

在睡前做一些基础的瑜伽动作，可以放松我们的身心，赶走一整日的疲劳和紧绷感，同时，内脏也会因为挤压而获得类似按摩的效果，从而发挥出较佳的运作水平，使我们获得由内而外的锻炼。

总的来说，练习瑜伽可以缓解身体的疲劳，舒缓紧张情绪，提高柔韧性和平衡感等。因此，将瑜伽纳入日常生活，特别是睡前适当进行瑜伽练习，有利于改善睡眠质量。不过，在练习瑜伽时需选择适合自己的动作，并合理安排练习时间，避免过度练习导致身体疲劳或受伤。

冥想有助于安定内心

作为实现内心安定的途径之一，冥想能够帮助人们摆脱负面情绪，重新掌控生活，还可以帮助我们解决入睡困难的问题。

冥想时，需要我们闭上双眼用心去看，稳定的呼吸节奏是进入冥想状态的一个重要标志。

我们可以在脑海中想象一个白点、一根蜡烛、一朵花等，所有可以帮助我们集中注意力的事物都可以想象，如果出现了与我们想象的事物无关的东西，就要主动、有意识地抛开它，慢慢地就可以做到心无杂念了。

很多人在初次接触冥想时，可能在跟随引导的过程中，不知不觉就睡着了。但事实上，冥想的目的并非入睡，冥想的状态是由身体的放松和敏锐的警觉性一同构成的，单纯的身体放松确实很容易睡着。建议大家在将冥想作为助眠的方法练习时尽量躺在床上，在冥想时睡着虽然意味着冥想的失败，但是我们不过是把它作为辅助入睡的方法，只要能帮助我们实现内心安定，改善失眠症状就足够了。

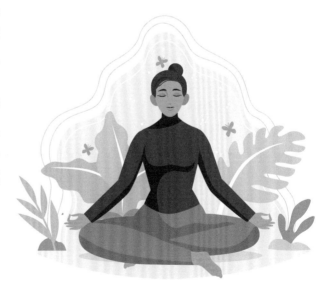

睡前的行为调摄

在睡觉前，我们的身体未必做好了充足的睡眠准备，强行躺下也很难顺利入睡，此时可以采取一些简单的调摄方法，来调整身体状态。

睡前舒缓运动

睡觉前做一些舒缓运动，可以消耗身体中多余的能量，为身体减负；可以释放压力，缓解焦虑情绪；可以促进身体的新陈代谢，增强身体的代谢功能，有助于体内废物的排泄；还可以放松肌肉，缓解疲劳，有助于身体的放松和休息，改善睡眠质量。

瑜伽：可以选择一些放松身心的瑜伽动作，如躺姿式、坐姿式、静坐式等，缓解身体的疲劳，减轻压力，帮助身体放松，以便进入睡眠状态。

慢跑：适当慢跑可以消耗身体能量，缓解紧张情绪，促进身体放松，有助于入睡。

静态舒展运动：如静态伸展、扭腰、深呼吸等，有助于放松肌肉、缓解压力，帮助身体放松。

放松按摩：按摩可以促进身体血液循环，缓解肌肉疲劳和压力，有助于心神的安定，帮助我们进入睡眠状态。

需要注意的是，睡前运动的强度和时间要适度，因人而异，过度激烈的运动会适得其反，导致身体过度兴奋、入睡困难。

睡前泡脚有讲究

睡前泡脚可以舒筋活血，促进新陈代谢，改善静脉曲张和脚部冰凉情况，缓解我们一天的疲劳，促进睡眠。风湿性关节炎患者坚持泡脚，有利于改善病情。对于脾胃功能较差的患者来说，睡前泡脚可以调理脾胃功能，改善消化不良的情况。经常泡脚对老年人高血压、心脏病、脑卒中等疾病也有一定的好处。

睡前泡脚的技巧：

1.泡脚时建议使用木盆，木盆与其他材料相比散热较慢，可以保持较长时间的水温。

2.水量应足够多，最好没过膝盖，以便对足部和小腿的穴位都起到一定作用。

3.泡脚时可以加入一些中药材，如姜、红花、艾叶等，以增强泡脚的效果。

4.泡脚后要及时擦干脚部皮肤，避免受凉感冒。

睡前泡脚的错误操作：

1.泡脚水温过高。水温过高会过度刺激皮肤，甚至造成烫伤。水温以50℃左右，脚泡入水中感到微烫舒适为宜。

2.泡脚时间过长。泡脚时间一般不超过半个小时。

3.泡脚后立即睡觉。最好在泡完脚之后，先穿好袜子，等待一会儿再睡觉。

4.吃完饭就泡脚。刚吃完饭时，身体的主要任务是消化食物，给胃部供血，促进食物的消化和吸收，在这个时候泡脚，会促使血液流向下肢，影响胃部的血液供应，久而久之，还可能出现消化不良等现象，影响身体的健康。

5.泡脚桶清洁不彻底或者没有进行抗菌处理，脚部的细菌就容易残留在桶壁内，造成脚部的反复感染。

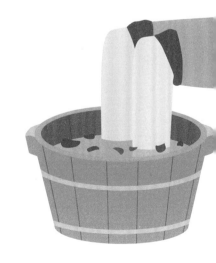

六字诀导引

导引是中国古代的一种强身祛病的养生方法，太极拳、五禽戏等都属于导引术。六字诀导引术以"嘘、呵、呬、吹、呼、嘻"为基础，结合吐纳动作，对人体的肝、心、肺、肾、脾、胃等均有较好的保健作用。睡前练习六字诀，可以帮助我们放松身心，平稳情绪，起到促进睡眠的作用。

练"嘘"字可以清肝明目。练习要领：睁开双眼，吸气时轻轻闭合。

练"呵"字可以清心火。练习要领：双手轮流单举托天，吸气时放下。

练"呬"字可以润肺金。练习要领：双手托天，吸气时放下。

练"吹"字可以滋肾水。练习要领：双手抱膝，吸气时双手松开。

练"呼"字，利于脾胃运化。练习要领：做吹口哨的动作，吸气时口形还原。

练"嘻"字，可以调理三焦。练习要领：配以侧卧放松的姿势。

练习时应采取逆腹式呼吸。鼻子吸气时，胸腔缓慢向外扩张，腹部微微内收；口吐气时，胸腔缓慢内收，腹部微微向外扩张。

练习六字诀时，需要注意以下几点：发音应尽量准确，这样既可以改善睡眠质量，还可以对脏腑起到一定的保健效果；呼吸要自然、匀速，不要憋气或用力过猛，如配合动作练习，动作要柔和缓慢，以免影响助眠效果；练习时间不宜过长，10~20分钟即可。

养生拍打操

拍打操简单易学，十分适合在睡前练习。睡前适度拍打，可以放松身心，减少焦虑和紧张情绪；改善身体的血液循环，有助于缓解疲劳；刺激身体的穴位和经络，起到疏通经络、调和气血的作用。

拍拍手：双手掌心相对，五指略张开，相互拍打，连续拍打 50~100 次；用一手掌心拍打另一手掌背，左右手交替进行，各拍打 50~100 次。

拍拍手臂：一臂自然伸直，以另一手掌心拍打手臂内侧，从肩部拍到手腕，再拍打手臂外侧，从手腕拍到肩部，左右手交替进行，各拍打 50~100 次。

拍拍腿：取坐姿，双手掌同时拍打大腿。先拍打大腿外侧，再拍打大腿内侧，最后拍打大腿正面，从大腿根部到膝盖来回拍打，各拍打 100 次；用同侧手掌拍打小腿（如弯腰不便，也可使用按摩槌），由上而下，先拍打小腿外侧，再拍打小腿内侧，各拍打 100 次。

拍拍脚：坐在床上，双腿自然伸直，双手撑在身后，左脚背绷直，抬起右脚，用右脚心拍打左脚背，两脚交替，各拍打 50~100 次；两脚脚跟并拢，用两脚内侧对敲，对敲 100 次左右；左腿伸直，右腿弯曲，将脚踝搭在左腿膝盖或大腿上，用左手拍打右脚心（如屈腿不便，也可使用按摩槌），两脚交替，各拍打 50~100 次。

在做拍打操时，要注意避免用力过度，以免造成身体不适，还应选择一个安静、舒适的环境，穿着宽松、透气的衣物，确保身体处于放松状态。上述拍打动作不必完整做完，如有困意，可随时停止。

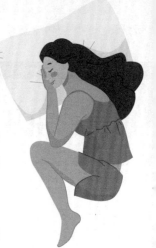

数息法

　　数息法是一种通过专注呼吸并默数呼吸次数，达到放松身心、提高专注力、排出体内浊气、减轻身心压力等效果的方法。

　　数息法通过以下 4 个方面来帮助人们改善睡眠质量。

　　心理放松：数息法本身是一种心理放松方法，通过专注于呼吸并默数呼吸次数，可以让人放松身心，缓解紧张情绪和压力，有利于改善睡眠质量。

　　调整呼吸节奏：数息法可以帮助人体调整呼吸节奏，让呼吸逐渐变得更深、更慢，从而改善睡眠质量。

　　转移注意力：在数息的过程中，人们的注意力会集中在呼吸上，从而转移了对其他事物的关注，有利于放松身心，缓解失眠症状。

　　促进深度睡眠：数息法可以帮助人们更快进入深度睡眠状态，从而让人们获得更加充足的睡眠。

　　具体操作如下：

　　1.以舒适的姿势躺在床上，放松身体。

　　2.将注意力集中在自己的呼吸上，随着鼻子呼出气息，心中默数 1，鼻子呼出第二口气时，心中默数 2，按顺序数下去，一直数到 10，再从 1 开始数到 10，一个数字一个数字地数，这一过程应连续不间断。

　　3.如果数到中间忘记数到哪个数字了，或数超过了 10，只要一觉察到，便重新从 1 开始数即可，不要给自己压力。

　　需要注意的是，在运用此法时，要把心思专注在数字上，去除心中的杂念。可以数出息，也可以数入息。不过一般来说，我们的出息比较长，入息比较短，所以数出息更容易集中注意力。练习过程中不需要控制呼吸的幅度或是刻意用腹部呼吸，自然呼吸就可以了。

　　持续的数息法练习，可以帮助人们放松身心，调节呼吸节奏，促进睡眠。同时，在练习过程中需要采取舒适的姿势和正确的呼吸方法，避免因不正确的操作对身体造成不良影响，比如加重焦虑情况等。

睡眠的环境调整

　　良好的睡眠需要满足 4 个条件，分别是优质的睡眠环境、充足的睡眠时间、适宜的睡眠姿势和合适的床垫枕头。在这 4 个条件中，优质的睡眠环境需要我们格外关注。即使是平常睡眠质量很好的人，在嘈杂的环境下也很难拥有高质量的睡眠。对于本身就存在睡眠障碍的人来说，宜居的睡眠环境是提高睡眠质量的重要前提。

卧室环境不要太封闭

　　卧室环境太封闭对睡眠的影响主要有以下几点：

　　缺氧：卧室的环境太封闭，室内的氧气含量会降低，可能导致人体缺氧，引起头晕、乏力、呼吸急促等症状，降低睡眠质量，长期缺氧还会对身体造成损伤。

　　湿度过高：卧室的环境太封闭，空气中的水分无法排出，会导致室内的湿度过高，容易滋生霉菌和细菌，引发过敏或其他健康问题，影响睡眠质量。

　　心理影响：卧室的环境太封闭，可能会影响人的心理状态，使人产生压抑、焦虑等不良情绪，造成入睡困难。

睡前半小时不玩手机

　　睡前玩手机会对睡眠造成以下几种影响：

　　入睡困难：睡前玩手机会使大脑处于持续兴奋状态，导致我们在正常睡眠时间无法入睡。

　　睡眠质量差：睡前玩手机会引起眼部肌肉疲劳，加剧情绪波动，影响正常睡眠。在入睡后，还可能增加做梦的频率，导致睡眠质量差，让我们无法得到足够的休息。

　　褪黑素分泌受抑制：手机这类发光的电子产品所放射的短波蓝光会抑制褪黑素的分泌与合成，影响睡眠质量。

房间不要过于温暖

如果房间过于温暖，体表不能正常散热，就会影响核心温度的调整，从而影响睡眠质量。另外，如果房间过于温暖，我们在入睡后，大脑内部神经会比较活跃，停留在浅睡眠期的时间更长。在浅睡眠期，大脑皮层的细胞没有完全进入休息状态，身体不能得到完全的放松。

当然，我们也不能走另一个极端，房间温度过低，会刺激神经，产生兴奋感，同样不利于我们的睡眠。

可以说，适宜的室内温度对睡眠质量有着重要的影响，过高或过低的室温都会影响我们的睡眠。为了能拥有更好的睡眠体验，在睡觉前一定要调整好室内的温度。

巧用精油、香薰助眠

使用精油和香薰来提升睡眠品质是一种有效的方法。精油和香薰可以散发出舒缓的香气，通过嗅觉系统进入人体，作用于大脑神经系统，帮助人们放松身心，缓解压力和焦虑。

薰衣草精油：薰衣草精油是常见的助眠精油，有利于放松身心，舒缓负面的情绪和心理。

伊兰精油：伊兰精油被认为是一种有效的镇静剂，还兼具了令人沉浸其中的芬芳花香。它能够舒缓压力，减轻紧张、焦虑等情绪，让人感到安心和放松。

乳香精油：乳香精油散发着温馨的木质香气，有淡淡的果香味，可以舒缓神经，使人感觉放松。

檀香木香薰：檀香木香薰被认为能够缓解焦虑和压力，促进深度睡眠。

橙花香薰：橙花香薰具有舒缓神经和减轻紧张情绪的作用，有助于入睡。

此外，洋甘菊精油和鼠尾草精油也有助于睡眠。洋甘菊具有平和身心的作用，能舒缓紧张情绪、维持心神安宁，睡前喝一杯洋甘菊茶也可以促进睡眠。鼠尾草精油具有放松作用，可以舒缓女性生理期引起的腰部不适。

除上述精油和香薰外，大家可以多多尝试其他味道，找到符合自己喜好，能帮助入睡的味道。

减少噪声对睡眠的干扰

首先，噪声会影响入睡时间。持续的噪声会使人的身体产生不适感，从而增加入睡的难度。

其次，噪声会影响睡眠质量。即使在入睡后，过大的噪声也会导致睡眠不深、频繁醒来等情况，使睡眠变得断断续续。长期受到噪声干扰，还可能引起睡眠障碍。

此外，噪声还会影响人的身心健康。长期暴露在噪声环境中，容易引起情绪波动，如焦虑、烦躁等，进而影响睡眠质量。噪声对神经系统也有一定的影响，可能会损伤神经系统。噪声还可能损伤听觉系统，造成听力下降、耳鸣等。

为了减少噪声对睡眠的干扰，我们应尽量选择在安静的环境下睡觉；使用耳塞、耳罩等物品来降低噪声的影响；安装隔音效果较好的门窗等。此外，尽量避免在嘈杂的时间段休息也是有效的措施。

让人安然入睡的音乐

音乐可以刺激大脑的奖赏机制，释放多巴胺，产生轻松愉悦的感觉；可以改善我们的情绪和心理状态，缓解焦虑、抑郁等负面情绪；可以帮助我们转移注意力，当我们听到喜欢的音乐时，会放松精神并沉浸在其中，因此有助于转移并集中注意力。

音乐在很大程度上是可以帮助我们快速入睡的，但是要注意音乐的选择，如鼓点强劲的音乐会鼓动心绪，使我们精神亢奋，不适合在睡前听；过于悲凉的音乐会使我们情绪低落，也不适合睡前听。在睡前我们应选择较为舒缓轻柔的音乐，还要注意避免戴着耳机听，应选择调低音量、外放的方式，并且要设置定时关闭。

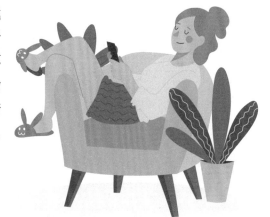

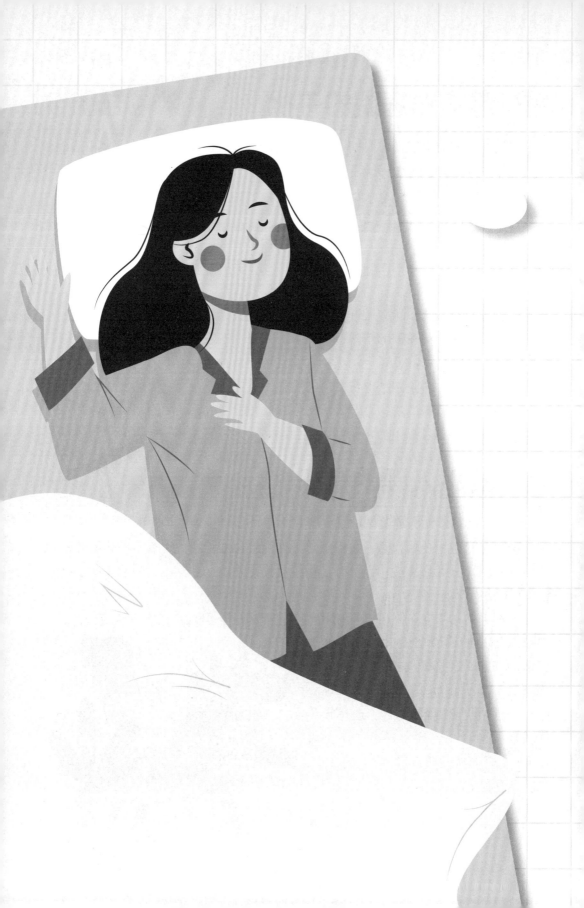

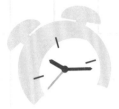

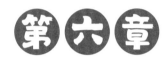

第六章
不同人群，睡眠有道

不同的人群有不同的睡眠需求和特点，引起睡眠障碍的原因也不尽相同，改善睡眠的方法自然不能一概而论。幼童不爱睡觉，青少年、年轻人总爱熬夜，中老年人睡不着觉……针对不同的人群，我们应该分析其具体情况，找到各自的睡眠之道。

搞定"睡渣"宝宝的睡眠问题

比起对学龄儿童是"学渣"的担心，家长对幼儿是"睡渣"的担心会更多一些，毕竟这涉及孩子的健康问题。因此，对于如何解决"睡渣"宝宝的睡眠问题，研究得多细致都不过分。

幼儿入睡困难的原因

很多家长都会面临幼儿哄睡的难题，这一难题的难度在于它不能一次性解决，每天晚上都有可能会遇到。我们需要知道导致幼儿入睡困难的原因都有哪些，才可以"对症下药"，更好地解决这一难题。

睡眠环境不佳：幼儿本身就比成年人更加敏感，可以想见，那些影响成年人睡眠的因素，同样会对幼儿产生影响。如室内温度过高或过低、噪声过大、光线过强等，都可能影响幼儿的睡眠质量。

睡前活动过于激烈：在幼儿睡觉前，家长一般会陪幼儿玩游戏，而此时如果进行过于激烈的游戏或活动，很容易导致幼儿产生不适感，可能出现呕吐等情况，还会造成幼儿过度兴奋，难以平静入睡。

饮食习惯不当：晚餐过饱或摄入刺激性物质，都可能使幼儿产生不适感，导致难以入睡。

生理原因：身体不适，如感冒、咳嗽等，或存在微量元素缺乏问题，也可能影响睡眠。

心理原因：家长还需要关注幼儿的心理状态，在幼儿不愿意睡觉时，判断一下是不是因为其缺乏安全感或者存在焦虑、紧张、难过等情绪问题。如存在这些问题，也可能导致其不想睡觉。

当然，上述问题的解决建立在一个重要前提下，即家长了解幼儿科学的睡眠时间，如果幼儿午睡睡到下午 6、7 点才醒，就不要再追究为什么他晚上 11 点还不睡觉了。

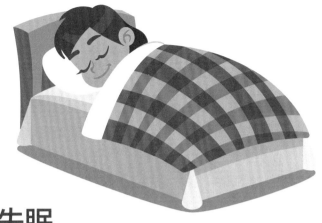

科学预防幼儿失眠

在上文中，我们已经分析过幼儿入睡困难的原因了，接下来要做的就是用科学的方式来解决幼儿的失眠问题。

建立规律的作息时间表：为幼儿制定规律的作息时间表，包括固定的睡觉时间和起床时间，并尽量让他们的生活规律化。这有助于调整他们的生物钟，提高睡眠质量。

创造良好的睡眠环境：确保幼儿的睡眠环境安静、舒适，尽量避免噪声刺激，保持房间的湿度和温度适宜，让房间充满温馨的氛围。

建立良好的睡前习惯：在睡前应避免进行剧烈运动或可能引起幼儿兴奋的活动，应做一些可以放松幼儿身心的事情，如洗澡、听轻柔的音乐、听故事、进行轻度伸展运动、做一套简单的全身按摩等。这些活动可以帮助他们放松心情，促进睡眠。

避免刺激性食物和饮料：避免幼儿在睡前摄入刺激性食物和饮料，如巧克力、可乐等。

避免过度使用电子产品：限制幼儿使用电子产品的频率和时间，特别是在睡前。

保持适当的运动：鼓励幼儿在白天进行适当的运动和户外活动，这有助于消耗多余的能量，提高睡眠质量。

建立亲密的亲子关系：给予幼儿足够的关爱和支持，沟通中保持足够的耐心，这有助于减轻他们的心理压力，保证良好的睡眠质量。

抓住幼儿的睡眠信号

　　相比在幼儿正处于亢奋状态时强行哄睡，抓住幼儿困倦的信号顺势而为，哄睡的效果会更好，让我们的"哄睡工程"事半功倍。如果错过了这些信号，他们可能会进入下一个兴奋期，再想哄睡，难如登天。

　　幼儿的睡眠信号多种多样，不同的幼儿可能会有不同的表现，个体差异需要家长们通过日常细心观察来发现。以下这些常见的睡眠信号，是大部分幼儿困倦时的共性表现，家长们应多加注意。

　　揉眼睛：幼儿可能会频繁地揉眼睛，这是因为他们感到困倦，眼睛感到不适。

　　打哈欠：打哈欠是身体疲劳的表现之一，也是幼儿想要睡觉的一个明显信号。

　　注意力不集中：当幼儿变得困倦时，他们可能会变得注意力不集中，不能及时反馈家长的问题。

　　烦躁不安：幼儿在困倦时可能会变得烦躁不安，容易发脾气。

　　活动减少：幼儿的活动可能会减少，变得不太愿意玩耍或移动。

　　语言减少：幼儿可能会变得不太愿意说话，对语言的回应速度减慢。

　　对周围事物失去兴趣：幼儿可能会对玩具和周围的事物失去兴趣，即使是他们平时喜欢的东西也很难吸引到他们。

　　以上这些只是常见的睡眠信号，家长们应该尽力了解幼儿的睡眠习惯和信号，以便提高哄睡效率。

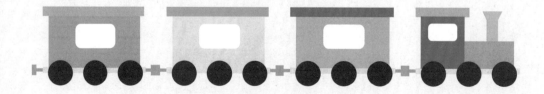

培养幼儿自主入睡的习惯

俗话说："授人以鱼不如授人以渔。"家长的任务不只是负责按时将幼儿哄睡，还要逐渐培养幼儿自主入睡的习惯，否则幼儿对家长的依赖会越来越深，更加难以自主入睡，而这一培养过程除了需要时间和耐心，还需要一些技巧。

营造良好的睡眠环境：幼儿入睡前应确保房间安静、温暖、舒适，并保持房间光线适宜，出入关门，避免外界噪声干扰。

设定规律的睡眠时间：设定一个规律的睡眠时间表，让幼儿在固定的时间内入睡和起床，帮助幼儿形成稳定的生物钟。

增强安全感：在幼儿身边放一些安抚物，增强幼儿安全感，营造一个放松、稳定的入睡环境。

培养自主入睡意识：应减少睡前肢体接触性的安抚，如抱睡、摇晃哄睡等，这样会让幼儿更加无法离开家长。可以通过在睡前讲故事或亲子沟通等方式，帮助幼儿形成自主入睡的意识，培养其自主入睡的习惯。

建立奖励机制：幼儿自主入睡的表现较好时，可以适当给予奖励和鼓励，比如拥抱、赞扬或其他物质奖励等，增强幼儿自主入睡的自信心和积极性。

长期坚持：家长在培养幼儿自主入睡的习惯时，要做好长期坚持的准备，不要有时候放任其哭泣，有时候又忍不住去抱睡，这相当于家长自己打破了规则，浪费了之前的努力，还会使幼儿产生不稳定的情绪。

注意观察：要时刻观察幼儿的情况，了解幼儿的睡眠需求和习惯，根据幼儿的个体差异进行调整，以适应幼儿的情况。

需要注意的是自主入睡不是独立睡觉，过早让幼儿独立睡觉，会使他们缺少安全感。

总之，培养幼儿自主入睡的习惯需要耐心和时间，家长要积极引导，并逐渐培养幼儿自主入睡的习惯。

是什么夺走青少年的睡眠

青少年正处于朝气蓬勃的年纪，意识觉醒、精神独立、追求自由是他们的标签，老老实实睡觉对于一些青少年来说是比较困难的，但是我们也不能放任他们在睡眠上过度自由。

电子产品对青少年睡眠的影响

对于全天大部分时间都要用在学习上的青少年来说，电子产品是他们少数能接触到的娱乐活动。当下各种各样的网络游戏和更新飞速的娱乐信息对于一些自控力较差的青少年来说诱惑很大，在睡前使用电子产品，还会让青少年忘记时间，导致他们沉迷于其中，忽视身体疲累的信号，从而产生诸多不良影响。

生理影响：电子产品中的蓝光会刺激大脑，抑制褪黑素的分泌。睡觉前过度使用电子产品会导致入睡困难、睡眠质量下降等睡眠问题。

心理影响：电子产品中的内容可能会引发兴奋、焦虑或悲伤等情绪，产生情绪波动，使青少年在睡前难以积累足够的困意，从而推迟入睡时间。

日常生活影响：长时间使用电子产品会影响青少年的生活，青少年有较为繁重的学习任务，不管几点睡，第二天都要早起。晚上睡眠不足，白天就会没精神，运动量减少，又会影响到晚上的正常休息，长此以往，不仅会加重睡眠问题，还会影响他们的学习和生活。

为了减轻电子产品对青少年睡眠的不良影响，可以采取以下措施。

限制使用时间：家长应该限制青少年使用电子产品的时间，特别是在睡前1小时内应避免使用。

培养规律的生活习惯：家长应该帮助青少年建立规律的生活习惯，早睡早起，避免熬夜。

适当运动：白天进行适当的运动可以帮助青少年消耗能量和体力，以便晚上更顺利地入睡。

家长还需要注意，为了避免青少年形成逆反心理，要给他们适度的自由，完全限制电子产品的使用，会适得其反。与此同时，培养更加健康的兴趣爱好，也可以分散青少年的注意力，比如跳舞、绘画等。

白天上课经常打瞌睡

不少学生都有过白天上课打瞌睡的经历，打瞌睡实际上是我们的大脑在做调节。瞌睡之后，反而能将我们的身心调整到更好的状态，偶尔打瞌睡是很正常的事情，但如果是经常性打瞌睡，那就值得思索一下其中的原因了。

睡眠不足：可能是熬夜、睡眠质量差等原因导致睡眠不足，使得大脑没有得到充分的休息，进而出现白天上课打瞌睡的现象。

学习压力大：若学习压力大，精神长时间处于紧绷状态，也会影响睡眠质量，进而导致白天上课打瞌睡。

神经衰弱：长期处于较大压力下可能引发神经衰弱，大脑会很容易兴奋，又迅速疲劳，导致大脑无法得到充分的休息，从而出现白天上课打瞌睡的情况。

缺铁性贫血：若日常饮食中铁摄入不足，或者铁需求增多，可能引发缺铁性贫血，造成大脑慢性缺氧，从而导致白天上课打瞌睡。

为了缓解这种情况，青少年应做好自我管理，保持良好的生活习惯和充足的睡眠时间，合理安排学习时间，充分利用午休时间缓解疲劳，保持良好的心态，精神不要过度紧张。如果情况严重或持续时间较长，则需要咨询医生进行诊断和治疗。

如何在考试期间睡好觉

在考试期间及考前的几天里，很多人会因为压力过大而紧张、焦虑，难以正常入睡。在这个特殊时期，更应调整好心态，尽量维持规律的作息，不要轻易改变习惯，减少对睡眠的影响。

维持规律的作息时间：在考前要保持固定的作息时间，这可以帮助身体形成作息惯性，有助于在考试期间更好地入睡。

避免摄入刺激性食物：在睡觉前应注意避免摄入刺激性食物，以免造成胃部不适，影响睡眠。

放松身心：在睡觉前进行一些放松的活动，如泡热水澡、深呼吸等，可以帮助放松身心，缓解紧张情绪，有利于入睡。

俗话说，父母是孩子的第一任老师，要想让青少年养成良好的睡眠习惯，家长要负担起相应的责任，不要光讲道理，还要身体力行，起好表率作用。

年轻人，你还在熬夜吗

　　现如今，很多年轻人面临着较大的工作压力，需要加班或者工作到深夜才能完成任务，熬夜自然无可避免。即使不需要加班赶工作，很多人通常也只有晚上才有时间社交和娱乐，如聚会、看电影、打游戏等，这些活动很多时候需要熬夜进行。

　　熬夜对身体有很多负面的影响，会导致睡眠不足、免疫力下降、记忆力减退等问题，长时间熬夜，会严重影响身体健康。所以在条件允许的情况下，还是要注意保持健康的生活习惯，科学作息，充分利用白天的时间，合理安排自己的日常生活。

出差也要学会管理睡眠

　　出差时，环境的改变和工作的压力，可能会对睡眠产生一定的影响。为了在出差时也能拥有较高的睡眠质量，可以采取以下措施。

　　营造适宜的睡眠环境：在出差期间，尽量使睡眠环境接近家中的环境，可以使用耳塞、眼罩等减少噪声和光线的干扰。如果可以，尽量选择远离街区的安静房间。

　　保持规律的作息时间：尽量保持出差时的作息时间和在家中的作息时间一致，不要轻易打乱自己的生物钟。

　　放松身心：出差可能带来一定的压力和焦虑，应避免在入睡前处理工作，尽量放松身心。

　　适应性训练：如果是去有一定时差的地方出差，在出差前，可以尝试在家里进行适应性训练，适当调整自己的作息时间。

　　坚持锻炼：适度的身体锻炼能够帮助消耗体力，可以尝试散步、慢跑等运动来促进睡眠。

　　适当调整作息时间：在出差过程中，如果出现失眠的情况，可以在白天增加一些休息的时间，以弥补夜间的睡眠不足。

中午小睡缓解疲劳

经历了一上午的工作后，我们的身体会比较疲惫，注意力也会下降，加之中午吃完午饭后，身体会分配更多的血液给我们的肠胃消化食物，此时大脑的供血就会减少，很容易感到困倦，这时候我们应该抓紧时间休息，这可以给我们的身体带来诸多好处。

消除疲劳：适当的午休可以放松肌肉，减轻身体的疲劳感，使下午精力更充沛。

改善神经功能：午休可以有效地调节大脑神经功能，使大脑得到休息，减轻大脑的负担。

调节情绪：午休有助于放松心情，减轻压力，帮助我们保持良好的情绪，心理状态的调整会帮助我们更快恢复精力。

保护体内脏器：长期坚持午休可以减轻心脑血管负担，使我们的脏器得到有效的休息，对脏器起到良好的保护作用，降低心脑血管疾病的发病率。

日夜倒班如何睡好

人类包括睡眠在内的生命活动都是要遵循昼夜节律的，也就是说，我们的生理活动与昼夜交替关系密切，呈现出周期性变化。但是有一些人由于工作性质较特殊，需要日夜倒班，刚好与"昼寤夜寐"的作息习惯相反。日夜倒班会导致我们的生物钟紊乱；在白天睡觉时容易被打扰，缺少深度睡眠，缺乏足够的休息；可能导致情绪问题；还会导致饮食不规律。因此，日夜倒班的人很容易出现睡眠障碍和日间疲劳的情况。

为了减轻日夜倒班对睡眠的影响，可以采取以下措施。

调整作息时间：尽可能保持每天的作息时间在同一时间段内，帮助身体建立规律的生物钟。

增加睡眠时间：在倒班的前一天，尽量保证充足的睡眠，以便能够更好地适应夜班。

改善睡眠环境：换成深色且具有一定厚度的窗帘，遮住日光，减少光线的刺激；将窗户换成隔音窗，以保证卧室的安静和舒适，营造一个适合睡觉的环境。

寻求专业帮助：如果作息的异常已经影响到了心理健康，经常感到情绪低落，建议寻求专业医生的帮助。

积极应对中老年人的失眠问题

相较于受到万般宠爱的幼童和万千关注的青少年来说，中老年人的失眠问题很容易被忽视，很多中老年人也常用"年纪大了"四个字自我宽慰。因此，作为子女更应多多关注长辈的身体，积极帮助他们调养身体，改善失眠情况。

引起中老年人失眠的原因

随着年龄的增长，我们身体内的激素水平会发生变化，身体机能逐渐下降，睡眠调节能力减弱，从而导致睡眠质量下降。中年人常常要面临更大的工作压力、财务压力等，这些因素可能导致紧张和焦虑，从而影响睡眠质量。很多老年人退休后，无法快速适应新角色、新的生活节奏，也会出现焦虑、抑郁等消极情绪，或产生适应性心理障碍，从而影响睡眠。另外，健康问题也不能忽视，如慢性疼痛、呼吸道疾病、心脑血管疾病、糖尿病等，会随着年龄增长而逐渐增多、加重，这些都可能导致睡眠质量下降。与此同时，随着服用的药物增多，其中也会有一些药物影响睡眠。

中老年人失眠问题的防治

中年人应加强锻炼，一是减缓身体机能下降的速度，二是通过运动放松身心，净化负面情绪。老年人的锻炼应以温和的运动方式为主，如太极、散步等，但要注意时间，避免运动过度对身体造成负担。鉴于很多慢性疾病会造成长期影响，中老年人应注意定期体检，防治结合，改善身体状况。中老年人还可以在空闲时间，多多接触新鲜事物，培养兴趣爱好，如书法、国画等，充实自己的生活，调节心理状态。子女也应时常关注中老年人的心理状态，及时提供帮助。

特殊人群如何改善睡眠

失眠在各个人群中都较为普遍，其中一部分是较好解决的，比如更年期人群、哺乳期女性的失眠问题。还有一部分人群则可能因为生理问题而面临更为顽固的失眠困扰，这类情况对工作和生活的影响会更大，需要做好长期战斗的准备。应及时就医，要注意保持良好心态，坚持调养。

更年期失眠这样做

失眠是更年期常见的症状表现，主要是由于更年期性激素分泌逐渐减少及垂体促性腺激素增多，造成内分泌失调，自主神经系统功能紊乱，产生抑郁、焦虑症状，还会引起较大情绪波动，这些负面情绪会严重影响睡眠质量。

想要解决更年期的失眠问题，可以采取中医的辨证施治手段，综合调理脏腑功能，平衡阴阳，调节情志，通过内在调养改善失眠症状。同时，家人应细心观察更年期人士的心理变化，耐心沟通，给予足够关怀，帮助缓解情绪波动，调节心理状态，从而改善失眠症状。

拯救哺乳期妈妈的睡眠

哺乳期妈妈照顾宝宝的时间比较零散，会导致其生物钟紊乱。夜间哺乳会打断哺乳期妈妈的睡眠，同时，为了夜间照顾宝宝，房间内需要长时间开夜灯，也会导致其睡眠质量的下降。另外，如果哺乳期妈妈经常抱着宝宝，可能会导致身体疲劳，影响睡眠质量。

家人的注意力不能只放在宝宝身上，应更加关注哺乳期妈妈的心理健康，减少她们的心理落差；应多承担育儿任务，让哺乳期妈妈拥有更充分的休息时间；还应充分尊重哺乳期妈妈的想法，不要过度干预，以免影响妈妈心情。

哺乳期妈妈要注意饮食调整，多吃富含蛋白质、维生素和矿物质的食物，如鱼、肉、蛋、豆类等，营养补充全面，有利于身体的恢复。

哺乳期妈妈也要积极调整心态，保持愉快的心情，情绪低落时，要主动寻求家人的帮助。

不可忽视的继发性失眠

继发性失眠是指由生理节律性失眠、身体疾病、心理疾病、使用药物和饮酒等原因引起的失眠，也叫环境性失眠，其症状包括入睡困难、睡眠不深、睡眠中断、睡眠过多和睡眠过少等。大部分人所表现出来的症状可以通过中医调养、改变不良习惯等方式改善，还有一些失眠问题是由疾病导致的，虽然很难彻底治愈，但通过日常的些许改变，同样可以缓解。

不宁腿综合征：一般于睡眠状态下出现肢体不适感，而迫使肢体发生不自主运动，导致失眠。在各个年龄段均有可能发病，多见于 40 岁以上人群，症状多见于双下肢，上肢和手部较为少见，患者会出现麻痛、灼热、虫爬样、瘙痒样等多种症状。这些症状在劳动、工作时不会出现，一般在休息时间发作，因而对睡眠影响较大。

研究表明，不宁腿综合征与缺铁有一定的关系，患者除药物治疗外，可以多吃一些补铁的食物，饮食应以清淡、易消化为主，多进食富含维生素的饮食。睡前喝一杯牛奶，可以提高睡眠质量。睡前坚持按摩下肢，可以促进血液循环，减轻症状。

睡眠呼吸暂停综合征：这是一种睡眠时呼吸停止的睡眠障碍，最常见的原因是上呼吸道阻塞，一般会以大声打鼾、身体抽动为结束标志。睡眠呼吸暂停综合征常伴有睡眠缺陷的症状，白天容易疲劳、打盹，也会存在心脏功能的异常，如心律失常等情况。这一病症常见于中老年肥胖人群，因此没有患病的人注意控制体重，可以有效预防此病。患者如果体重过重，应以减重为第一要务，体重下降不仅可以降低上呼吸道阻塞的频率，还能够提高身体素质，使我们的脏腑更加健康，改善心脏功能的异常情况。如果是扁桃体肥大等生理情况导致的上呼吸道阻塞，应酌情进行手术干预。

发作性睡病：这是一种原因不明的慢性睡眠障碍，会导致白天过度嗜睡、夜间睡眠不安等，其特征是反复、不可抑制的发生于清醒期间的发作性睡眠，可伴有猝倒、睡眠瘫痪及幻觉等症状。发病高峰为青少年时期，男性患病率高于女性。

发作性睡病在白天发作时，较为影响工作和生活，甚至会影响生命安全，第一次出现症状时应及时就医，根据具体情况，采用不同治疗方案。患者在日常应更加重视睡眠情况，注意规律作息，白天尽可能留足午睡时间，以免睡眠不足引起病症发作。